学生・管理栄養士のための

栄養教育論

編集

丸山千寿子
赤松利恵
中村菜々子

文光堂

執筆者一覧

● 編　集

丸山千寿子	日本女子大学家政学部食物学科 教授
赤松　利恵	お茶の水女子大学基幹研究院自然科学系 教授
中村菜々子	中央大学文学部心理学専攻 教授

● 執筆 (執筆順)

丸山千寿子	日本女子大学家政学部食物学科
牟田真理子	帝京平成大学健康メディカル学部健康栄養学科
赤松　利恵	お茶の水女子大学基幹研究院自然科学系
河嵜　唯衣	お茶の水女子大学基幹研究院自然科学系
藤崎香帆里	相模女子大学栄養科学部管理栄養学科
鹿内　彩子	青森県立保健大学健康科学部栄養学科
新保　みさ	長野県立大学健康発達学部食健康学科
玉浦　有紀	新潟県立大学人間生活学部健康栄養学科
小島　　唯	新潟県立大学人間生活学部健康栄養学科
伊部　陽子	新潟大学大学院医歯学総合研究科
今村佳代子	鹿児島純心女子大学看護栄養学部健康栄養学科
亀山　詞子	静岡県立大学食品栄養科学部栄養生命科学科
中村菜々子	中央大学文学部心理学専攻
五十嵐友里	東京家政大学人文学部心理カウンセリング学科
巣黒慎太郎	神戸女子大学文学部
祓川　摩有	聖徳大学児童学部児童学科
坂本　達昭	熊本県立大学環境共生学部環境共生学科食健康環境学専攻
岩本佳代子	医療法人アスムス認定栄養ケア・ステーションぱくぱく
斎野　容子	独立行政法人地域医療機能推進機構横浜中央病院栄養管理室
菊池奈穂子	北里大学病院栄養部

序

　本書は，管理栄養士となることを目指す学生の皆さんに加えて，すでに栄養教育を実践している管理栄養士の方々を読者対象として編集した初めての教科書です．

　私たちは「栄養教育」の教育対象（学習者）に対峙したときに，なぜ，何のために栄養教育を行うのかということを，その都度確認します．つまり，対象（学習者）のアセスメントを行って課題を抽出し，計画を立て，アウトカムを明確にして，教育効果の最大化を目指すのです．本書では「栄養教育」とは何かを考え，イメージしていただくために，栄養教育の対象となる児童と患者の事例を第1章に提示しました．各章の解説は，第1章に示した課題を念頭において読んでいただきたいと思います．

　栄養教育は，保健・医療・福祉・介護をはじめとしたさまざまな領域において展開されます．食品や料理を組み合わせて「食事をする」ことは，人が生を得てから死ぬまで一生続く営みで，命をつなぐ栄養素を取り入れるためだけでなく，幸せや豊かさにつながるものでもあります．そして，習慣化された「食生活」は心と身体の健康と生活の質・人生の質に大きな影響をもたらします．一方，私たちが生活する自然環境や社会環境は絶えず変化して「食生活」に影響するため，日常化した食生活を変える行動変容は学習者にとって必ずストレスを伴うものとなります．したがって，栄養教育は人の心と生活を尊重しつつ，行動科学，社会科学，心理学などに裏付けられた知識とスキルをもって行うことが不可欠なのです．この難しい問題を克服するために，これまでに得られた諸科学のエビデンスに基づいて計画を立て，実践し，評価を客観的に行うことができるようになりたいものです．そのデータを集積することで，教育の質を高めるための新たなエビデンスが生み出されます．マニュアルに従っているのに成果が得られないと悩むのではなく，成果を得るためには何をすべきか考えましょう．

　本書は，科学的視点をもって栄養教育を推進している新進の専門家に執筆していただきました．カウンセリングの項は，臨床心理学の専門家として臨床栄養に関わり，管理栄養士と連携されている先生方に，学習者とどのように対話したらよいか，わかりやすく解説していただきました．また，対象別の栄養教育については，現状の社会制度などとの関連を踏まえて，栄養教育計画の立案から実施および評価の事例を提示し，今後に向けた課題も理解できるように，それぞれの分野の管理栄養士に執筆していただきました．巻末の年表は国内外の社会情勢と行動科学，社会科学，心理学などの学問的発展が，日本の栄養教育にどのように関連してきたかを理解するために役立ててください．

　これから管理栄養士となる皆さんには科学的な視点をもって栄養教育を行うことができるように，すでに栄養教育を実践している管理栄養士の方々には現状の課題分析と改善に本書が役立つことを願っています．

2021年3月

編集者を代表して　丸山千寿子

contents

第3章 栄養教育の進め方

第4章　学習者とどのように対話するか

第5章　栄養教育の展開について考察する

B 治療・増悪防止に焦点をあてた栄養教育 ··················· 菊池奈穂子 157

第 1 章

栄養教育は
どのような人に行うのだろう

A 事例1 家で食事を与えられていない子ども

　小学校の定期健康診断実施後に，養護教諭から以下の事例が報告された．栄養教諭は何を考え，どのように栄養教育を行おうとするのだろうか．考えてみよう（本事例に対する栄養指導の実践については➡第5章A-3を参照）．

参照 P.138 へ

事例　7歳　男児

　5月に実施した小学校定期健康診断にて，校医から発育不良傾向（身長110cm，体重19kg），眼瞼結膜貧血の疑いと複数の虫歯が指摘された．保護者から提出された保健調査票には，既往歴として3歳時に上腕骨骨折との記載がある．現在の健康状態に関しては，複数の設問項目のなかで「風邪をひきやすく，よく熱を出す」「のどが痛んで熱が出やすい」を選択回答している．しかし，体格や貧血および虫歯に関連する記載はない．この児童の担任教員からは，給食の食べ残しはないこと，家族構成は父（27歳，会社員），母（26歳，アルバイト），妹（3歳）であること，4月以降の欠席が3日あったこと，忘れ物が多いことが報告された．

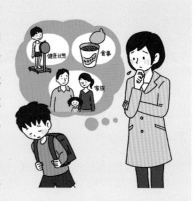

　栄養教諭は次のように考えた．

1 この児童はどのように生活しているのだろうか
（栄養教育の対象者の背景）

　この児童は学校生活を楽しく送れているのだろうか？　両親がまだ若く，母親が10歳代でこの児童を出産している．小さい妹の世話にもまだ手がかかり，親は忙しいだろう．母親が仕事に出る時間に誰が妹の世話をしているのだろう．忘れ物をなくすためには，児童の自覚と主体性を育てていくことになろうが，虫歯が多いことなどから両親の養育態度に問題がありそうだ．健康に関わる基本的な生活習慣について確かめたい．健診では虐待の兆候は指摘されていないが，ネグレクトはないだろうか？　祖父母や親戚，近所に支援者はいるのだろうか？　親の養育能力と経済的状態（貧困）についても知りたい．（➡第2章，第3章B-1）

> **Memo**
> ▶ネグレクト
> 身体面，医療面，教育面，情緒面で必要不可欠なものを与えないこと．
>
> 参照 P.14, 49 へ

2 どのような身体的異常が起きているか（医学的診断と栄養診断）

　健康診断時に医師から発育不良と虫歯が指摘されている．この児童の

体格は標準身長・体重曲線と比べて著しく低い．給食の食べ残しがないのであれば，心因性の摂食障害は否定されるだろう．また，複数の虫歯のために咀嚼ができないというわけでもなさそうだ．発熱の頻度が高く数日に及ぶと発育不良につながるが，どの程度だろう？ 成長ホルモンの分泌不全の可能性も否定できないが，眼瞼結膜に貧血の疑いがあるなら，むしろ低栄養だろうか．

定期健康診断は，医師による視診および触診と聴診による診察なので，あくまでもスクリーニング的な性格のものである🖇．貧血のほかに潜在的ビタミン欠乏症などの隠された異常が起きていないか心配だ．基礎疾患の有無について確認したい．医療機関を受診させる必要があるのではないだろうか．（➡第3章B）📍

📍 参照 P.49 へ

Memo
▶ **スクリーニング**
診断を確定する精密な検査をする前に，簡便な方法を用いてその疾患が疑われる対象を選別すること．

3 これを改善しなければ何が起こるか
（異常のリスクと予防・治療目的）

低栄養は身体的発育遅延のほかに，免疫力の低下を伴うので，感染症などにかかりやすくなる．通常の生活や体育の授業などでの骨折も起こしやすい．疲れやすく集中力が落ちると学力にも影響が出る．仮に予防的な措置ができず，極端な栄養素等の欠乏が長期間続くと，精神遅滞や知能低下，ひいては社会的発達遅滞なども招くおそれがあるかもしれない．（➡第1章C）📍

📍 参照 P.8 へ

4 なぜ，このような状態にあるのか（原因と影響する要因）

子どもは十分な栄養が与えられれば成長するはずだ．発育不良は低栄養が原因である可能性が高い．低栄養の原因には，栄養素の摂取不足，腸管での吸収不良や下痢，代謝障害などがある．この児童の場合，低栄養状態としては，身体を構成する，糖質，たんぱく質，脂質などのエネルギー栄養素と，骨形成に必要なカルシウムなどや，血色素を形成する鉄などのミネラルが欠乏状態にあると推察される．一方で虫歯については，菓子や飲み物などで砂糖を多く摂取していることが想像され，家庭での食事が菓子などで代替されているのかもしれない．歯磨きの習慣もなさそうだ．家族ともども基本的な生活習慣が不適切であることが推察される．特に食事内容と食事のあり方の改善が必要であろう．（➡第3章B-1，2）📍

📍 参照 P.49, 58 へ

5 予防できなかったのはなぜか（行動に関わる課題の抽出）

保護者は保健調査票に既往を記載しており，子どもの健康について全く無関心というわけでもなさそうだ．一般的に，若年者は健康管理に対する知識や技術に乏しいと思われるが，保護者が自身の成長過程で，学校や家庭のなかで食事について学ぶ機会はなかったのだろうか？ 栄養的

に食品の質を見分ける力や調理技術はあるのだろうか？　少なくとも当該の子どもを出産したときや，これまで子育てをする過程で，保健所などで栄養教育の機会があったはずだ．その機会を逸したのだろうか？　教育を受けたが理解できず，健全な食事を用意できないのであろうか？　家族の食事の質も悪いかもしれない．それとも，親は努力しているがうまくいかないのだろうか？　周囲の人が一概に親が悪いと決めつけては自尊心が保てず，子育てに悪循環を起こすので，親の気持ちを尊重しながら親子関係や日常生活のあり方を把握しなければならない．食事をうまく整えることができない，根本的な原因は何かを明らかにしよう．（➡第3章B，第4章）

参照 P.49, 100 へ

6 どうしたら，改善できるのか（栄養教育計画を立てる）

　養護教諭とともに保護者に健康診断の結果をわかりやすく伝えると同時に，これまでの養育状況と心身の発達の経過を確認したい．医療機関を受診する必要性については，健康診断担当医に相談するのがよいだろう．子ども本人や保護者との関わり方について，スクールカウンセラーおよびスクールソーシャルワーカーにも協力を求めたい．学校では，給食の食べ方の観察と身長，体重測定などを定期的に行い，経過をモニタリングしていきたいので，担任教員と検討しよう．食生活を改善して，身体的栄養状態の改善と正常化を確認できるまでには時間がかかる．当該児童だけを対象とするのではなく，学校全体として，子どもたちが健全な食生活について理解し，子どものために各家庭の実践力を高め，地域で支えることができるようにしたい．子ども食堂などとの連携も視野に入れて計画を立てよう．（➡第2章，第3章B，第4章）

> **Memo**
> ▶**子ども食堂**
> 地域住民などが主体となり，無料または低価格帯で子どもたちに食事を提供するコミュニティの場．

参照 P.14, 49, 100 へ

事例2
複数の生活習慣病を合併した患者

以下の事例について，医師から管理栄養士に栄養指導（栄養教育）が指示された．管理栄養士は何を考え，どのように栄養教育を行おうとするのだろうか，考えてみよう（本事例に対する栄養指導の実践については⮕第5章B-2を参照🏳）．

🏳 参照 P.161へ

事例　**60歳　女性　事務職**

現病歴：職場の健康診断にて45歳時に2型糖尿病を，53歳時に脂質異常症を指摘されていたが放置．1年前に胸痛で当院に救急搬送され，心臓カテーテル検査で#6：75%，#12：90%の狭窄病変あり，ステント留置された．投薬加療中．

既往歴：脳梗塞なし

嗜好歴：喫煙なし，飲酒習慣なし

家族歴：父：2型糖尿病，母：高血圧

現症：身長153cm，体重61kg（BMI 26.0kg/m²），ウエスト周囲長92cm，血圧142/89mmHg

空腹時血液検査データ：TC 222mg/dL，LDL-C 165mg/dL，HDL-C 68mg/dL，TG 160mg/dL，血糖142mg/dL，HbA1c 7.4%，Cr 1.1mg/dL，eGFR 39.9mL/分/1.73m²

担当の管理栄養士は次のように考えた．

1 この患者はどのような人だろう（栄養教育の対象となる患者背景）

年齢が60歳．若くはないが高齢者でもない．性別は女性．閉経しているだろう．心筋梗塞発症後，職場復帰している．事務職だから座位時間が長いのか？　通勤手段や家事労働，余暇の過ごし方によって消費エネルギーが異なるが，実際はどうなのか？　家族はいるのだろうか？　同居して食事をともにしている人はいるのだろうか？　親と同居の場合は，介護などの負担があるかもしれない．この患者にとって有効な栄養教育をするためには，食生活を含めた生活習慣に関わる情報をさらに入手しなければならない．（⮕第3章B-1）🏳

🏳 参照 P.49へ

> **Memo**
> ▶栄養診断
> 診察や検査・調査などによって得られた諸情報を用いて，患者の身体的栄養状態の異常を判断すること．

2 どのような身体的異常が起きているか（栄養診断✏）

現病歴をみると，1年前に心筋梗塞を起こし，狭窄部位にステントを留

置して一命を取りとめたようである．15年前に2型糖尿病と診断され，糖代謝異常が起きて久しく，慢性的な高血糖状態にある．空腹時の血糖とHbA1cが高値である．腎機能も低下している．糖尿病腎症かもしれない．53歳時に指摘された脂質異常はどのタイプだったのだろうか？　今はLDL－C濃度とTG濃度が高いWHO分類のⅡb型高脂血症のようである．血圧も高い．これらの異常は，肥満でウエスト周囲長が異常高値であることから内臓脂肪の蓄積が原因となっている可能性が高いだろう．投薬加療がされているのにもかかわらず，複数の代謝異常状態にある．薬物療法の内容を確認して，最優先に食事で改善すべき異常は何か決めよう．（➡第3章B-1, 2）🔍

🔍 参照 P.49, 58 へ

3 これを改善しなければ何が起こるか（病態のリスクと治療目的）

心筋梗塞の既往があり，動脈硬化性疾患の危険因子を複数合併しているので重症化と再発のリスクが高い．心筋梗塞の再発防止が食事療法の目的となる．（➡第1章C）🔍

🔍 参照 P.8 へ

4 なぜ，このような状態にあるのか（原因と影響する要因）

2型糖尿病，脂質異常症，慢性腎臓病，高血圧，肥満症は，いずれも生活習慣病である．食事，運動（生活活動），休養に関して問題があるのだろう．喫煙については受動喫煙がないか確認が必要である．2型糖尿病の診断時以前から不適切な生活習慣を続けていたと思われる．栄養素レベルでは，糖質，脂質の過剰による総エネルギーの過剰摂取，ナトリウムの過剰摂取，食物繊維，カリウム，マグネシウムなどの摂取不足，などが推察される．脂肪酸の質もアンバランスと思われる．食品レベルでは，菓子類，穀類，油脂類，肉類，調味料の過剰摂取，野菜類，魚類などの摂取不足が懸念される．実態の確認が必要である．（➡第3章B-2）🔍

🔍 参照 P.58 へ

5 予防・改善できなかったのはなぜか（行動に関わる課題の抽出）

ステント術後，ただちに医師から食事指導の指示がなかったのはなぜか？　患者が栄養指導を拒否したのかもしれないが，今回は栄養指導を受けに来るだろうか？　動機づけが重要であるから，こちらからの押しつけにならないように関わっていこう．（➡第4章A）🔍親の糖尿病と高血圧の発症時期は不明であるが，2型糖尿病と高血圧については遺伝素因も考慮しよう．しかし，生活習慣病になりやすい家庭環境で育ち，成人期も変わらず過ごしたのかもしれない．栄養指導を受けていないので，食事療法（栄養，食品，料理など）の知識がないだろう．マスコミなどの誤情報に惑わされて自己流のダイエットをしたおそれもある．そもそも自分で料理を作るスキルがあるのだろうか？　この患者にとって，食べることがスト

🔍 参照 P.100 へ

レス発散の手段になってはいないか？ 知識やスキルがあるとしても，食事の時間や内容は自分で決められるのか？ 家では家族，職場では同僚の意向が優先されてしまわないか？ 良質の食生活を送るための経済基盤はあるのだろうか？ 食事療法に沿った食事を毎日できるような社会環境にあるのだろうか？

身体的異常の原因となるさまざまな生活上の問題について，根本的な原因は何かを確認し，解決のための優先順位を患者とともに決めよう．（➡第3章B）

参照 P.49 へ

6 どうしたら，改善できるのか（治療計画を立てる）

初回の指導日には前述の情報収集とともに，食事療法に対して取り組む気持ちを確認しよう．心筋梗塞の再発防止のためには3ヵ月以内に食事療法の効果を得たい．はじめは簡単で確実にできることを実践してもらい，1ヵ月後に経過を評価しよう．できていたら次の課題に取り組もう．患者が毎日前向きに取り組めるような仕掛けを作れば，3ヵ月後に成果がみられるだろう．ストレスなく食生活を変容させうる教材を選ぼう．その後は患者会を紹介して仲間づくりも考慮しよう．（➡第2章，第3章，第4章）

> **Memo**
> ▶ 患者会
> 同じ病気や障害など，何かしら共通する患者体験をもつ人たちが集まり，自主的に運営する会．患者同士の相互支援が期待できる．

参照 P.14, 46, 100 へ

臨床の場では，個々の患者の病態に応じた**食事療法**が展開される．個別指導における栄養教育では，患者ごとの治療目標に応じて栄養教育を展開し，効果を測定し，食事療法や栄養教育方法の開発も視野に入れた活動ができるようにしたい．

栄養教育の目的を確認する
―健康教育と栄養教育―

1 健康教育のなかに位置づけられる栄養教育(一次予防)

1 健康教育と栄養教育

　健康教育は，健康保持・増進のために，自ら健康に良い行動をとれるようにすることを目指す教育である．すなわち，健康教育は健康の保持・増進のために何をすればいいのか，行動変容に必要な知識・技術の習得，態度の形成，行動変容したあとは維持し，自らが健康を獲得できるように支援していく．最終的に生活の質quality of life (QOL)🔖の向上を目指す．健康的な生活習慣は，食生活のほかに，身体活動・運動，飲酒，喫煙，睡眠・休養など多岐にわたる．健康教育は，これら生活習慣のそれぞれについて必要な知識，スキルを獲得し，健康保持・増進を支援することから，栄養教育は健康教育のなかの1つに位置づけられる．健康教育は適切な行動変容へ改善していくために，次の手順で進められる．① 対象者が正しい知識や理解をもつこと(知識の習得・理解)，② 健康行動を起こそうという気持ちになること，起こすこと(態度の変容)，③ 日常生活での健康生活の実践と習慣化(行動変容とその維持)[1]．行動変容が維持され，習慣化されることで最終目標のQOLの向上を達成できる(図1-1).

📎 **Memo**

▶ QOL
生活の質，人生の質，対象者の主観的な評価指標であり，自分にとってどれだけ価値があるか，満足しているかなどをその人自身が判断する．QOLは医療の質を評価する重要な指標にもなる．

[QOLを評価するための基本的要素]
1. 身体面
→身体症状や身体の痛みなど
2. 心理面(精神面)
→抑うつ，不安，情動，認知機能，心の痛みなど
3. 社会面
→家族や友人との関係，社会的立場，経済的環境など
4. 役割・機能面
→活動性，活力，日常生活の役割など

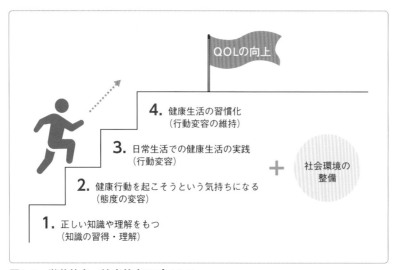

図1-1　栄養教育，健康教育のプロセス

② 栄養教育とヘルスプロモーション

1986年，オタワ憲章(WHOオタワ会議)においてヘルスプロモーションが「人々が自らの健康をコントロールし，改善することができるようにするプロセスである」と定義された[2]．

「健康とは肉体的，精神的，社会的に完全に良好な状態well-being」とWHOが定義したが，"自らの健康をコントロールし，改善することができるようにするプロセス"を進めていくには，健康教育による"個人や集団の知識，態度，スキルなどの資質や能力と環境を整えること"が必要である．ヘルスプロモーションは，健康教育や環境整備などにより，人々が自ら健康をコントロールする能力を高めていく活動であり，QOLの向上を目的としている．ヘルスプロモーションと健康教育とは切り離すことはできず，健康教育のなかに位置づけられている栄養教育はヘルスプロモーションの概念を取り入れて行われている．

先進諸国ではこのヘルスプロモーションの概念に基づき，環境整備としてさまざまな健康政策や健康運動を行っている．日本でも「健康増進法」「健康日本21」はヘルスプロモーションの概念に基づき制定されている．

③ 一次予防と栄養教育

栄養教育の対象者を健康状態で分類することで栄養教育を効果的に行うことができる．健康状態で分類した場合，人は健康，半健康，半病気，病気の状態に分類できる．健康な人には**一次予防**として，健康の保持・増進，疾病予防の栄養教育を行う(表1-1)．

一次予防とは病気の発症を未然に防ぐことである．人は病気になってはじめて健康の大切さに気づくように，自覚症状のない時期に疾病予防の必要性は認識されにくい．健康な人を対象に疾病にならないようにするためにはどうしたらよいか．健康増進対策としては，適度な運動と休養，バランスのとれた栄養，禁煙，節酒などの個人の生活習慣改善があり，そのための健康教育・栄養指導が必要となる．

一次予防ではライフステージ，ライフスタイルを含めて考え，疾病予防，生活習慣病予防のための栄養摂取方法，食品摂取方法などの栄養教

表1-1 健康状態と予防医学

健康状態	健康 ⇒	半健康 ⇒	半病気 ⇒	病気
予防段階	一次予防		二次予防	三次予防
対 策	健康の保持・増進 健康教育，栄養教育 生活改善，運動指導 社会保障制度などの充実 予防接種，環境改善 職業病予防		疾病の 早期発見・早期治療 悪化予防 健診 がん検診 人間ドック 早期治療	疾病の 重症化予防・再発予防 (適正医療，合併症予防) リハビリテーション (機能回復訓練) 社会復帰 (雇用促進，社会参加)

Memo
▶健康の定義
「健康とは肉体的，精神的，ならびに社会的に完全に良好な状態(well-being)をいい，単に疾病がないとか，虚弱でないということではない．さらに，到達しうる最高基準の健康を享受することは，人種，宗教，政治的信念又は経済的もしくは社会的条件の差別なしに，万人の有する基本的権利の1つである」(1946年WHO憲章)

Memo
▶健康日本21(21世紀における国民健康づくり運動)
健康日本21(第二次)が2013年〜2022年の10年間で行われている．

[基本的な方向]
1. 健康寿命の延伸と健康格差の縮小
2. 主要な生活習慣病の発症予防と重症化予防
3. 社会生活を営むために必要な機能の維持及び向上
4. 健康を支え，守るための社会環境の整備
5. 栄養・食生活，身体活動・運動，休養，飲酒，喫煙及び歯・口腔の健康に関する生活習慣及び社会環境の改善

育が行われる．生活習慣病の引き金になる肥満状態を改善する栄養指導や運動指導を含めた栄養教育が一次予防にあたる．

　近年の高齢化および生活習慣病などの慢性疾患の増加から，従来の疾病予防中心であった「二次予防」や「三次予防」よりも，健康の保持・増進の「一次予防」に重点を置き，健康寿命の延伸などを図っていくことが健康日本21に示されているが，これは生活習慣病の増加により，一次予防の重要性が強調されるようになってきたためである．

2　疾病の治療を担う栄養教育（二次予防，三次予防）

　生活習慣病やある疾患に罹患しかけたり，罹患した人には早期発見・早期治療，悪化予防の**二次予防**，疾病が継続的な場合には，機能改善，再発防止，社会復帰を目的とした**三次予防**としての栄養教育が行われる．自覚症状のない人から疾病の疑いがある人，または疾病状態の人を拾い上げ，治療や栄養・保健指導の対策を行い，疾病の重症化を防ぐ．2008年から始まった特定健診・特定保健指導はメタボリックシンドロームの二次予防であり，動機づけ支援，積極的支援に該当した人は特定保健指導の対象となり，栄養指導の対策が行われ，重症化の予防を図る．

　2型糖尿病であることが認められた段階での血糖コントロールのための「食品交換表」を用いた食事指導や，糖尿病合併症発症予防のための食事指導などは二次予防としての栄養教育にあたる．

　三次予防は，疾病に罹患した人が対象であり，疾病の治療後，合併症，

臨床で 役立つコラム

▶▶栄養教育に直結するヘルスプロモーションの概念

　1986年，WHOがカナダのオタワで開催した第1回ヘルスプロモーション会議において「ヘルスプロモーションに関するオタワ憲章」を提唱した．健康を「人々が幸せな人生を送るための資源」ととらえ，QOLを高めるための健康増進の戦略として，その考え方を示したものである．

【ヘルスプロモーションの5つの戦略】

1. 健康的な公共政策づくり
   人々の暮らしを支えている公共政策を健康的なものにする．
2. 健康を支援する環境づくり
   自然環境，家庭環境，職場環境，学校環境，地域環境としての施設やプログラムなどの整備を

行うことで人々の健康づくりを支援する．
3. 地域活動の強化
   地域に存在する住民組織を活性化させ，主体的な活動を促す働きかけを行う．
4. 個人技術の開発
   住民一人一人，専門家が健康づくりに取り組むために必要な知識や技術を身につけられるような働きかけや取り組みを行う．
5. ヘルスサービスの方向転換
   これまで疾病対策として実施されてきた事業を，より積極的に健康づくりの場としてとらえ，見直しを行う．

後遺症および機能障害を防ぐことが目的である．治療予後の悪化防止や死亡防止も含まれる．三次予防では合併症による臓器障害の予防や再発防止のための食事指導，重症化した疾患からの社会復帰やリハビリテーションが行われる．たとえば，糖尿病腎症患者に対する透析導入の延期や防止のための食事指導は三次予防としての栄養教育の例となる．高血圧，糖尿病，脂質異常症を主訴とする患者には，治療計画を策定し，服薬，運動，休養，栄養などの生活習慣に関する指導および治療管理を行った場合，診療報酬の生活習慣病指導管理料が算定される．これは，生活習慣病が要介護の原因や死因別死亡割合の50％以上を占めていることから，脂質異常症，高血圧症，糖尿病の重症化予防には生活習慣に関する総合的な指導および治療管理が重要であることを意味する．しかし，病気になってからの治療ではなく，病気にかからないようにする一次予防が人々のQOLの向上や医療費の抑制の観点から積極的に取り組むべき予防であり，重視されている．個人から集団，また民間から行政レベル，医師，保健師，管理栄養士およびその他の職種との連携によってその取り組みが行われている．

第 2 章

人はどのように
行動しているのだろうか
―行動科学の理論とモデル

A 行動科学がなぜ必要なのか

1 行動科学とは

　　行動科学behavioral scienceとは，「人間の行動を総合的に理解し，制御・予測しようとする実証的経験に基づく科学」である[1]．動物行動学という学問分野もあるため，動物の行動とする定義もあるが，栄養教育では人を対象とすることから，ここでは，人間の行動で定義された行動科学について，その定義を説明する．

　　まず特徴として挙げられるのが，「総合的」という点である．人間の行動を説明する学問では心理学が主に考えられるが，われわれの行動には多様な要因が関係しているため，心理学の分野だけでは説明しきれないことも多い．そこで，心理学だけではなく，社会学，人類学，生物学など幅広い学問分野を総合的にとらえ，研究する必要性が出てきたため，行動科学が誕生した．

　　次に，「理解し，制御・予測」しようとする点である．人間の行動は複雑であり，他人の行動どころか，自分の行動ですらわからないことが多い．行動科学では，その複雑な行動を「理解」することを第一の目的としている．行動科学で多くの理論やモデルを提唱しているのも，理論やモデルが行動の理解に有効だからである．理解ができることで，その行動を「制御」したり，「予測」したりできるようになる．理論やモデルも行動の制御や予測に役立つが，さらに，理論やモデルから派生した行動変容の技法は，行動の制御（コントロール）に欠かせない．

　　最後に挙げられるのが，「実証的経験に基づく科学」という点である．行動科学で用いられる理論やモデルは実証的な研究の結果を踏まえて提唱されている．実証的とは，頭で考えたりするだけではなく，実際に見たり，経験したりすることを指す．行動科学は，観察研究や調査研究などから法則を見いだし，体系化した学問である．

2 理論とモデル，構成概念

　　行動科学では，さまざまな理論やモデルが提唱されている．**理論**theoryとは，複雑な事象を説明するための法則である．たとえば，刺激-反応理論は，行動は刺激によって起こる反応であるという法則を示した．この理論は動物実験で見いだされたが，人間の行動をも説明できるとさ

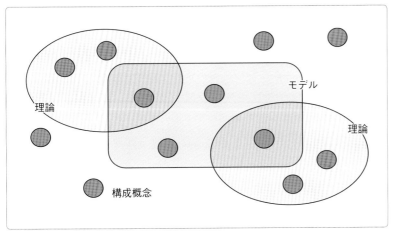

図2-1　理論，モデル，構成概念の関係性のイメージ

れ，食行動の変容にも応用されている．理論は汎用性があり，健康行動以外の行動を説明する際も用いられる．

　一方，**モデル**modelは理論を組み合わせて誕生したものであり，実践現場での適用を目的に開発された．したがって，モデルにはほかの理論でも使われている概念が含まれていることが多い．たとえば，トランスセオレティカルモデルtranstheoretical modelの行動変容プロセスには，刺激－反応理論を応用した行動変容技法（例：刺激統制や行動置換）が含まれる．これは，トランスセオレティカルモデルが，過去の理論を統合して開発されたためである．（➡第2章B-3）📍

📍参照 P.23へ

　構成概念constructは，理論やモデルを構成する要素である（図2-1）．単独でも用いられることはある．たとえば，社会的認知論の自己効力感（セルフ・エフィカシーself-efficacy）は，社会的認知理論の構成概念の1つであるが，類似した構成概念としてほかの理論やモデルで用いられていたり，自己効力感のみで使われることもある．（➡第2章C-1）📍

📍参照 P.28へ

3 行動科学と栄養教育

　栄養教育nutrition educationは，社会の人々の健康の維持増進や生活の質の向上を目指し，対象者が食・栄養に関わる行動を主体的に獲得することを支援するプロセスである．すなわち，食行動の変容を促すことが目的である．したがって，栄養教育では，知識やスキルを伝えるだけではなく，食習慣の改善の支援をしなければ，栄養教育の目的は達成できたとはいえない．なぜならば，われわれの健康状態には，日々の行動が影響しているからである．近年では，ナッジnudgeを用いた栄養教育など，知識やスキルの習得なしに，行動に直接働きかける方法も注目されている．（➡第2章D-6）📍

📍参照 P.41へ

　栄養教育は，**健康教育**health educationの1つである．グリフィスGriffithsは，「健康教育とは，健康に関する知識と実践のギャップを埋めることである」と定義している．知識やスキルの提供にとどまらず，その知識やスキルをいかに行動につなげるかが，健康教育の重要な役割である．したがって，栄養教育を含む健康教育では，行動科学が必要になる．

　食行動の変容が栄養教育の主目的であれば，知識やスキルの獲得は必ずしも必要ではない．たとえば，小さな子どもは，朝食摂取に関する知識や朝食摂取の重要性を理解せずとも，朝食を摂取する環境が整っていれば，朝食を摂取する．つまり，食行動には環境要因も大きく関わっている．したがって，栄養教育には対象者を取り巻く環境の整備も含まれる．

　環境整備も含んだ健康増進の取り組みは，**ヘルスプロモーション**health promotionと呼ばれ，健康教育とは区別されている．しかし，近年は，健康教育とヘルスプロモーションの概念は近くなっている．栄養教育も，ヘルスプロモーションで実施される環境整備を含んでいると考えてよい．（➡第1章C）

参照 P.8へ

4 エコロジカルモデル

　エコロジカルモデルecological modelは，人々の行動と物理的・社会文化的環境の関係を示したモデルであり，生態学的モデルとも呼ばれる．エコロジカルモデルは総称であり，複数の研究者がエコロジカルモデルを提唱しているが，共通点は多層式で示されている点である．よく用いられる

臨床ぐ 役立つコラム

▶▶ KABモデル―知識，態度，行動を分けて考えよう―

　1950年代に健康教育で提唱されたモデルにKABモデル（図）がある．KABとは，知識knowledge，態度attitude，行動behaviorの頭文字で，行動（B）が実践practiceになりKAPモデルと呼ばれることもある．これは，知識を得ると，態度が変わり，行動が変わるという，いわゆる健康教育における学習者の変化の過程を示している．学校教育において，「～を理解する」「～ができるようになる」といった目標はそれぞれ，知識とスキルの獲得を目指した目標になる（後者はスキル）．「～に関心を示す」「～しようとする」は態度の変容を目指した目標である（後者は行動意図）．これらは，まだ行動に至っていない段階である．行動まで変容させるためには，「～を食べる」「～する」といった行動目標を設定し，その目標を達成しなければならない．知識や態度の目標は学習目標と呼ばれる．栄養教育のマネジメントサイクルにおいて，行動目標の設定が重要視されるのは，栄養教育の主目的が行動変容だからである．

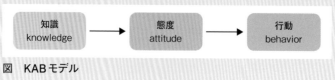

図　KABモデル

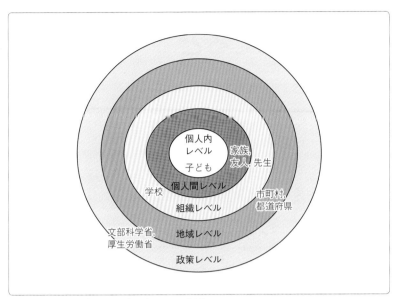

図2-2　エコロジカルモデル（例：子ども）

分け方が，個人内レベル，個人間レベル，組織レベル，地域（コミュニティ）レベル，政策レベルの5つのレベルである（**図2-2**）．

　個人内レベルとは，個人の属性，健康状態や態度など，その人個人に関わる要因である．個人間レベルとは，その個人を取り巻く人々との関係を指す．組織レベルとは，その個人が所属する組織からの影響を意味し，子どもであれば学校，成人であれば職場がこの組織に相当する．地域レベルとは，その個人が生活する地域を指す．食行動であれば，その地域にスーパーがあるか，近くのレストランで健康的な食事が食べられるかなどが，その個人の食行動に影響している．政策レベルとは，国や地域の法や規則などを指す．たとえば，国が健康推進計画を作成すると，各地域で目標達成の取り組みが実践され，その地域に住む人々はその影響を受ける．このように，行動は，さまざまなレベルの影響を受けていると考えることで，行動変容を促すためには，どのレベルにどのような働きかけが必要なのかを整理することができる．

B 個人に焦点をあてると

　健康的な食行動を促すためには，対象者の行動の問題点を分析し，具体的な行動変容の方法を提案する必要がある．その際に，人は「なぜ」行動を起こすのか，「どのように」行動変容を実行するのかを理解していると，対象者の特徴に合わせて行動変容を引き出す方法を提案することができる．本項では，個人の健康に関わる行動変容を促すために役立つ基本的な理論とモデルについて解説する．

1 刺激－反応理論

　私たちの生活は，食欲を引き起こすさまざまな**刺激**に溢れている（**図2-3**）．食べ物の匂い，テレビや街頭の広告など，これらの刺激によって，人の食欲が高まり（生理的反応），食行動（自発的反応）を起こす．すると，満足感を得て（結果），食行動を繰り返す（強化）．一方で，ある食物を食べた結果として吐き気や腹痛を起こせば（結果），その食物を食べる行動は減少する（弱化）．このような一連の行動は，**刺激－反応理論**により説明される．刺激－反応理論には，レスポンデント条件づけとオペラント条件づけ

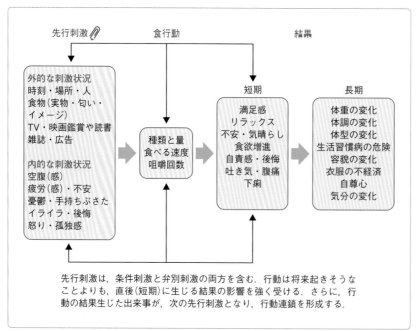

図2-3　**食の行動モデル**（文献2より）

Memo

▶先行刺激
反応（生理的反応や自発的反応）のきっかけとなる刺激のこと．先行刺激には，条件刺激と弁別刺激が含まれる．前者は，レスポンデント条件づけにおいて，生理的反応のきっかけとなる刺激を指し，後者は，オペラント条件づけにおいて行動（自発的反応）が強化された際に行動の前に存在していた刺激を指す．

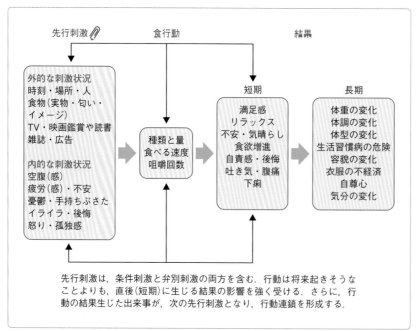内のテキスト：

先行刺激🖇　　食行動　　　　　結果

外的な刺激状況
時刻・場所・人
食物（実物・匂い・イメージ）
TV・映画鑑賞や読書
雑誌・広告

内的な刺激状況
空腹（感）
疲労（感）・不安
憂鬱・手持ちぶさた
イライラ・後悔
怒り・孤独感

種類と量
食べる速度
咀嚼回数

短期
満足感
リラックス
不安・気晴らし
食欲増進
自責感・後悔
吐き気・腹痛
下痢

長期
体重の変化
体調の変化
体型の変化
生活習慣病の危険
容貌の変化
衣服の不経済
自尊心
気分の変化

先行刺激は，条件刺激と弁別刺激の両方を含む．行動は将来起きそうなことよりも，直後（短期）に生じる結果の影響を強く受ける．さらに，行動の結果生じた出来事が，次の先行刺激となり，行動連鎖を形成する．

	□ 望ましい結果 または ■ 望ましくない結果が 生じる(増える)と…	□ 望ましい結果 または ■ 望ましくない結果が なくなる(減る)と…
□ 望ましい結果 (正の強化子／好子)	次の行動が増える (正の強化／報酬)	次の行動が減る (正の弱化)
■ 望ましくない結果 (負の強化子／嫌子)	次の行動が減る (負の弱化／罰)	次の行動が増える (負の強化)

図2-4 オペラント強化のマトリクス(文献3より)

の2つの原理がある.

❶ レスポンデント条件づけ

犬に，メトロノームの音(条件刺激)とともに餌(無条件刺激)を与える．これを繰り返すと，犬はメトロノームの音が鳴っただけで，唾液を垂らすようになる．このように，刺激に対して生理的な反応が学習される原理を，レスポンデント条件づけという．食行動ではたとえば，「おいしそうな食べ物が目に入る」という刺激によって，「お腹が空く」という反応が起こる．

❷ オペラント条件づけ

空腹のネズミを箱に入れ，レバーを押すと餌がもらえるようにしておくと，ネズミがレバーを押す頻度は高くなる．これはスキナーSkinnerによって体系化された，オペラント条件づけという原理である．オペラント条件づけでは，はじめの行動(レバーを押す)を起こして得られた結果(餌がもらえる)が強化刺激となって，また同じ行動(レバーを押す)をとる．このように，得られた結果が望ましい結果(正の強化子／好子)であると，同じ行動を繰り返す(正の強化)．一方で，望ましい結果がなくなると，行動は減少していく(正の弱化)．また，行動をとることで望ましくない結果(負の強化子／嫌子)が生じると，同じく行動は減少する(負の弱化)．一方，行動の結果，望ましくない結果が生じなくなると，行動は繰り返し行われるようになる(負の強化)(**図2-4**)．このように，行動の結果によって，次の行動が増えたり，減ったりすることを**オペラント強化**という．たとえば，学校給食の食べ残しを減らすために，給食を残さず食べた生徒にはシールを与えるという方法はオペラント強化を応用した方法である．

刺激–反応理論を用いた行動変容技法を**表2-1**に示す．

ここに，肥満の改善が必要な対象者がいたとする．この対象者は，「食べ過ぎる(エネルギー摂取量が多すぎる)」という問題行動を「適量を食べる」という望ましい行動に変容する必要があった．食事内容を聞き取った結果，昼食，夕食を食べ過ぎていたうえ，不要な夜食を摂る習慣があった．そこで，食事の際の対象者の行動や食環境を詳しく聞き取ると，昼食は大きな弁当箱いっぱいの量を完食しており，夕食は近所の定食屋で，

> **📎 Memo**
> レスポンデント条件づけとオペラント条件づけ，いずれの条件づけもS(刺激)とR(反応)の結びつきである．以下のように整理すると覚えやすい．
> ①レスポンデント条件づけ
> S(条件刺激)とS[無条件刺激(により生じる生理的反応R)]が結びつくこと．
> ②オペラント条件づけ
> R(自発的反応)とS(強化刺激)が結びつくこと．
> ③弁別刺激のあるオペラント条件づけ
> S(弁別刺激)とR(自発的反応)とS(強化刺激)が結びつくこと．

表2-1　刺激-反応理論を応用した行動変容技法

行動変容技法	内　容	栄養教育における応用例 （食べ過ぎをやめる）*
刺激統制	先行刺激をコントロールする方法	食品の栄養成分表示を見る，食べ物を棚にしまう．
行動置換	別の行動に置き換える方法	ジュースをやめてお茶を飲む，肉を控えて野菜を食べる，野菜や果物を中心に買う．
反応妨害・拮抗	反応を妨害する／拮抗させることで，その刺激による反応を減らす方法	食べたくなったら5分間我慢して，もう一度食べたいかを確認する．
オペラント強化	目的とする行動が強化されるような工夫をする方法	食べ過ぎを控えたら，自分にごほうびを買う．

*：エネルギー摂取量を減らすために，「食べる量」だけでなく「食べる物」を変容させる例も含む．

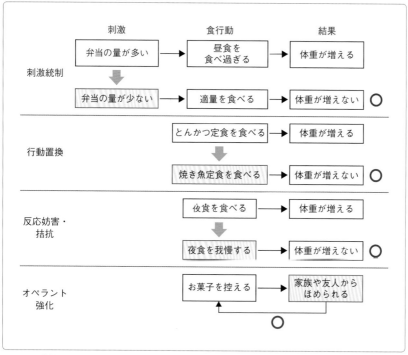

図2-5　刺激−反応理論を応用した行動変容技法の応用例（食べ過ぎをやめる）*
*：エネルギー摂取量を減らすために，「食べる量」だけでなく「食べる物」を変容させる例も含む．

揚げ物の定食を注文していた．さらに，帰宅後にくつろいでいると，小腹が空いて，夜食にお菓子をつまんでいた．このような対象者に対して行動変容技法を用いて行う助言には，たとえば，昼食の弁当箱を小さくすること（刺激統制），夕食は揚げ物をやめて焼き物の定食に換えること（行動置換），夜食を食べたくなったら，自分の体型を確認し，我慢すること（反応妨害・拮抗）などが考えられる（図2-5）．また，これらの行動変容技法を用いて食べ過ぎを控えることができた際，家族，友人からほめられるこ

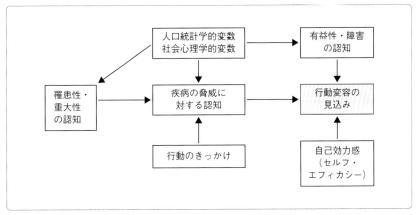

図2-6　ヘルスビリーフモデル（文献4より作成）

とが，次に食べ過ぎを控える動機づけとなり，変容した行動を習慣化する助けになる（オペラント強化）．

2 ヘルスビリーフモデル

　ヘルスビリーフモデルhealth belief modelは，健康信念モデルとも呼ばれ，健康に関わる行動変容に影響する要因を，個人の信念との関係から説明したモデルである（**図2-6**）．信念とは，ある行動に関して，個人が信じている気持ちのことである（「飲酒を控えると，検査値が良くなる」など）．この信念は，必ずしも合理的であるとは限らない．（➡コラム「不合理な信念」）

📍 参照 P.23 へ

　ヘルスビリーフモデルの構成概念を**表2-2**に示す．

　有益性（メリット）と障害（デメリット）のバランスのことを**意思決定バランス**という（**図2-7**）．人は有益性が障害よりも高まったとき，行動を実行する．したがって，有益性を増やし障害を減らすと，行動変容を実行しやすくなる．

　障害と自己効力感（セルフ・エフィカシーself-efficacy）は密接に関係している．障害が克服されると自己効力感は高まり，自己効力感が高まると障害は軽減する．栄養教育では，行動変容を障害するものを挙げ，具体的な対策を考えることで，行動変容を促す．たとえば，お酒を飲まないとストレスがたまると考えている対象者に対して，ストレスを解消する別の方法を一緒に考えることで，行動変容に対する障害が軽減する．「それならできそうだ」と感じることで，自己効力感が高まり，お酒の飲み過ぎを控える行動を促すことができる．

　ヘルスビリーフモデルにおける行動変容の流れについて，「お酒を飲み過ぎる」という行動の変容を例に説明する（**表2-2**）．まず対象者は，お酒の飲み過ぎによって肝臓病が引き起こされることを知る．検査値などから，自分自身が肝臓病にかかりやすい状態にあること（罹患性），肝臓病

表2-2　ヘルスビリーフモデルの構成概念

モデルの構成概念	内　容	栄養教育における応用例（お酒の飲み過ぎをやめる）
罹患性の認知	「このままでは，肝臓病になってしまうかもしれない」といった，自分自身がどれだけその状態になりやすいかに対する認知（信念）のこと．	検査値や家族歴を提示し，肝臓病にかかるリスクがあることを知る．例）検査値が良くないので，このままでは肝臓病にかかってしまうかもしれない．
重大性の認知	「肝臓病にかかったら大変だ」といった疾病の影響力の大きさや深刻さに対する認知（信念）のこと．	肝臓病にかかるとどうなるか考える．例）進行すると重篤な症状が出る，治療費用が増えるなど．
疾病の脅威に対する認知	「このままではいけない」と危機感を感じること．	お酒を飲みすぎると肝臓病のリスクが上がることについて，情報を収集する．
有益性の認知	行動することにより得られる有益性（メリット）に関する認知（信念）のこと．	お酒の飲みすぎを控えると起こる良いことを考える．例）体調が良くなる，家族が喜んでくれる．
障害の認知	行動変容の障害（デメリット）に対する認知（信念）のこと．	実践の妨げになっていることを考える．例）同僚のお酒の誘いを断ると，付き合いが悪いと思われる．
自己効力感（セルフ・エフィカシー）	困難な状況でも行動変容を実行することができるという確信．	お酒を飲み過ぎてしまいそうな場面を挙げ，対策を考える．例）ストレスがたまっていると飲み過ぎてしまうので，ストレスを解消する別の方法を考える．
行動のきっかけ	行動を促す要因（きっかけ）となる出来事に触れること．他者からの助言や，家族や友人の病気，マスメディアから得た知識などの外的な出来事と，病気の兆候を感じることなどの内的な出来事がある．ポスターやメディアのキャンペーンなど，行動を催促するもの（リマインダー）に触れることも含まれる．	栄養指導を受ける．知り合いが肝臓病になったと聞いた．

※その他，年齢，性別，民族などの人口統計学的変数や，性格や社会経済状態，集団内の圧力などの社会心理学的変数も行動に影響を及ぼす．

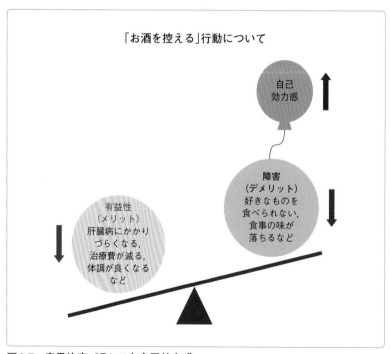

図2-7　意思決定バランスと自己効力感

にかかると，家族に負担をかける，治療費が増えるなどの影響があること（重大性）を具体的に想像すると，罹患性や重大性の認知が増す．すると，「このままではいけない」という疾病に対する脅威の認知が増大する．そこに，家族の病気や自分自身の体調の悪化，医師からの助言など，行動のきっかけとなる出来事が生じることで，行動変容が促進される．行動変容を実行するとお酒を味わえなくなることや，お酒の誘いを断ると付き合いが悪いと思われるという障害の認知よりも，病気にかかりづらくなる，体調が良くなるなどの有益性の認知が上回ると，行動を実行できる可能性が高まる．さらに，お酒を飲んでしまいそうになったときに思いとどまるための対応策を考えることで，行動変容に対する自己効力感が高まり，行動の実行や継続を支えることができる．

3 トランスセオレティカルモデル

トランスセオレティカルモデル transtheoretical model は，プロチャスカ Prochaska らが開発した，行動変容に関するモデルである．もともとは喫煙行動の変容を目的として提唱されたが，のちに食行動に応用されるようになった．このモデルの大きな特徴は2つある．1つ目は「変容」のプロセスに焦点をあてていることである．これは，行動変容は長期にわたり一連のプロセスを介して展開するものであるという考え方に基づいている．2つ目は，人の行動変容を，**準備性**（レディネス readiness）の視点から整理している点である．準備性とは，行動変容に必要な心身の準備状態のことである．トランスセオレティカルモデルには，大きく分けて，5つの変容ステージ stage of change と，10の変容プロセス process of change がある．

変容ステージの構成概念は，前熟考期（無関心期），熟考期（関心期），準備期，実行期，維持期である（**図2-8**）．これらのステージは一方向にのみ進むのではなく，前のステージに戻ることもある．

変容プロセスは，変容ステージを進めるための方法である（**表2-3**）．対象者の変容ステージに合わせた変容プロセスに焦点をあてて教育を行うことで，行動変容が促される．各プロセスについて**表2-3**に示す．

臨床で 役立つコラム ✏

▶▶ 不合理な信念

お酒の飲み過ぎに対して，「お酒を飲み過ぎることは健康に良くない」という信念をもっていれば適切な行動につながるが，「自分はお酒を飲み過ぎても病気にならない」という信念をもっていると，適切な行動は実行されず，お酒の飲み過ぎは改善しない．後者の問題行動を生じさせる信念を「不合理な信念」と呼ぶ（不合理な信念へのアプローチ法については P.101 コラム「認知療法」を参照）．

		前熟考期 (無関心期)	熟考期 (関心期)	準備期	実行期	維持期
各変容ステージに対応する変容プロセス		意識の高揚 感情的体験 環境の再評価				
			自己の再評価			
				自己の解放		
					援助関係の利用 行動置換 強化マネジメント 刺激統制	
定義		6ヵ月以内に行動変容するつもりがない.	6ヵ月以内に行動変容するつもりがある.	1ヵ月以内に行動変容するつもりがある.	過去6ヵ月以内に行動変容している.	行動変容を6ヵ月以上継続している.
適切な支援例		変容を促す行動の重要性に関する情報提供など,知識を増やす支援.	具体的な計画を作ることを勧めるなど,動機づけを促す支援.	実践しやすい具体的な行動目標の設定などの支援.	周囲からの支援を活用するなど,新しい行動の定着を図るための支援.	定期的な実施状況の確認,失敗したときの対処法の検討など,定着した行動を習慣化させる支援.

図2-8　変容ステージと変容プロセス（文献5より作成）
※社会的解放は,変容ステージとの関連が明らかになっていないため省略した.
※定義に含まれる期間は,喫煙行動の研究で得られた結果であるため,食行動に必ずしもあてはまるとは限らない.

表2-3　変容プロセス

経験的プロセス	内　容	栄養教育における応用例(減塩する)
意識の高揚	行動変容のプロズ(メリット)に気づき,行動変容に関する新しい情報を集めて理解すること.	食塩の取り過ぎから生じる健康への悪影響について,情報を収集する.
感情的体験	行動変容しなかった際に起こる否定的な感情を体験(想像)し,「このままではいけない」と感じること.	食塩を摂りすぎるとどうなるか考える.塩辛いものを食べ過ぎてしまったときの気持ち(罪悪感など)を思い出す.
自己の再評価	行動変容によるプロズ(メリット)とコンズ(デメリット)をイメージし,行動変容が自分にとって重要だと気づくこと.	調理法を工夫すれば,食事の味を落とさずに(コンズの低減),病気の悪化を防げること(プロズの増加)に気づく.
環境の再評価	行動変容することで及ぼす周囲への影響を想像すること.	自分が減塩することで,家族も減塩できると考える.
自己の解放	行動変容ができる自信をもち,行動変容を始めると決心すること.その決心を周囲に公表すること(＝**目標宣言・行動契約**)	家族に「減塩する」と宣言する.
行動的プロセス	**内　容**	**栄養教育における応用例(減塩する)**
援助関係の利用	行動変容に役立つ,他者からの援助を活用すること.	家族に食事の工夫を伝えて協力してもらう.
行動置換	行動変容を障害する問題行動を,望ましい行動に置き換えること.	薄味に物足りなさを感じたら,酢や香辛料をきかせた料理を食べる.
強化マネジメント	報酬(ごほうびや罰)を与えること.	目標を達成したら,ごほうびに何か買う.
刺激統制	問題行動の刺激を取り除き,行動変容につながる刺激を与えること.	食塩を多く含む食品を目につかないところにしまう.
社会的解放	行動変容に影響を及ぼす環境要因に気づき,それを活用すること.	近所に減塩食を提供しているレストランがあることに気づく.

変容ステージとともに変化する概念に，**意思決定バランス**と**自己効力感**がある．（➡第2章C）◉トランスセオレティカルモデルにおける意思決定バランスは，行動におけるプロズprosとコンズconsのバランスを指す．これはヘルスビリーフモデル◉における有益性と障害の概念と同様である．プロズは変化することで得られるメリット（有益性）に対する肯定的な気持ちや考え方であり，コンズはデメリット（障害）に対する否定的な考え方である．プロズを増やし，コンズを減らすことで，行動変容を促すことができる．前熟考期では，コンズのほうがプロズよりも大きいが，熟考期から準備期にかけて逆転する．

◉ 参照 P.28 へ

◉ 参照 P.21 へ

また，変容ステージを進めるためには，自己効力感も重要である．自己効力感は，困難な状況でも行動変容を実行する確信を指し，変容ステージが進むにつれて高まる．

トランスセオレティカルモデルを用いた栄養教育では，まず対象者がどの変容ステージに位置しているかを特定する必要がある．その際には，目的とする行動（例：減塩行動）を具体的に示し，口頭や質問紙調査などを用いる．たとえば減塩行動に対して，「減塩しておらず，これからの6ヵ月も始めるつもりがない」は前熟考期，「減塩していないが，6ヵ月以内に始めようと思う」は熟考期，「減塩していないが，1ヵ月以内に始めるつもりがある」は準備期，「6ヵ月以内に減塩を始めた」は実行期，「減塩を始めて6ヵ月以上経過している」は維持期に位置づけられる🖉．同じ減塩行動でも，食塩を多く含む食品を控える行動と，麺類の汁を残す行動に対する変容ステージは異なることがある．さらに，同じ高血圧症の改善を目的とした食行動でも，減塩と節酒の変容ステージは異なることがある．このため，トランスセオレティカルモデルを栄養教育に応用する際には，対象者の食行動を分析し，目的とする行動変容を具体的に設定する必要がある．

> **Memo**
> ステージの定義に含まれる期間は，喫煙行動の研究で得られた結果であるため，食行動でもこの期間があてはまるとは限らない．

4 計画的行動理論

人は常に，その人自身の観点から，合理的な行動を選択している．計画的行動理論theory of planned behaviorでは，その人のもつ**態度**🖉，

> **Memo**
> ここでいう「態度」とは，その人の価値観を指し，日常的に使う「態度が悪い」といったときの「態度」とは意味が異なる．

臨床で 役立つコラム ✏

▶▶ トランスセオレティカルモデルを応用した健康施策

トランスセオレティカルモデルは，直感的に理解しやすく実践的であるため，多くの健康施策や教育プログラムに幅広く利用されている．たとえば特定健診・特定保健指導では，食行動や運動，喫煙行動などのさまざまな健康行動について，保健指導対象者の行動変容ステージを把握したうえで指導を行うことが求められている．行動変容のステージが前熟考期や熟考期にある対象者に対しては，個別面接やグループ学習などの支援を通じて，行動変容ステージを高めることを目標にしている．

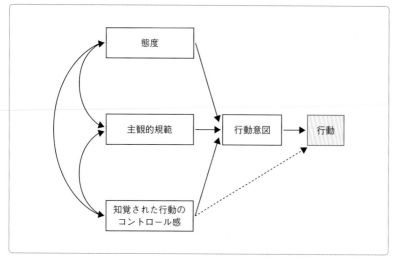

図2-9　計画的行動理論(文献6より)

表2-4　計画的行動理論の構成概念

理論の構成概念	内　容	栄養教育における応用例(野菜を食べる)
態度	行動した結果が，自分にとってどれだけ重要かといった個人の価値観．	野菜を食べると健康に良いと気づく，おいしく調理できる方法を知る．
主観的規範	自分にとって大切な他者が「自分がある行動を起こすことを期待している」と認知すること．	家族や友人が，「自分が野菜を残さず食べることを期待している」と気づく．
知覚された行動のコントロール感	ある行動のコントロールの程度の認知．	自分は野菜を食べることができると思っている．

　主観的規範，知覚された行動のコントロール感が，**行動意図**を介して行動につながると説明している．行動意図とは，「ある行動を起こす予定である」といった本人の行動に対する意図を指す．行動を決定づける直接的な要因であり，行動意図が高ければ，その行動を起こしやすいとされる．これらの構成概念について**図2-9**，**表2-4**に示す．
　ここに，脂質異常症の改善のため，野菜の摂取量を増やす必要のある対象者がいたとする(**表2-4**)．聞き取りの結果，野菜を食べて脂質異常症を改善し，動脈硬化性疾患を予防することは自分にとってあまり重要ではなく，野菜はおいしくないため，食べることが好きではないと考えていた(態度)．管理栄養士はまず，野菜の摂取量を増やすことが，自分自身の健康に役立つことを対象者に理解させるために，血液検査の結果を提示して対象者自身が動脈硬化性疾患にかかる可能性を示し，動脈硬化性疾患にかからないためには野菜を食べて，LDLコレステロール値を改善することが重要であることを説明した(態度)．次に，対象者が野菜を食べることに対し，家族も期待しているのではないかと尋ね，家族の想いを想像させた(主観的規範)．さらに，手軽に野菜を食べるための具体的な方法

を伝えることで，忙しいときや疲れているときでも野菜を食べられそうだと考えられるよう促した（知覚された行動のコントロール感）．このように，計画的行動理論を用いた栄養教育では，対象者がもつ態度や主観的規範，知覚された行動のコントロール感に働きかけることで，行動変容を促す．

C 個人間に焦点をあてると

1 社会的認知理論

① 社会的認知理論の概要

　バンデューラBanduraが提唱した**社会的認知理論social cognitive theory (SCT)**は，人間の行動を多角的な要因によって説明する包括的な理論である．人間が周囲の環境や他人の行動を，どのように認知し，行動変容するかを理解するのに多く用いられる．社会的認知理論に含まれる構成概念と実践における例について**表2-5**に示す．社会的認知理論では，**個人内要因**，**行動要因**，**環境要因**が相互に結びつき，影響を与え合うとしている（**相互決定主義**）（図2-10）．

a. 個人内要因

　個人の認知や感情，思考が含まれる．なかでも，行動の動機づけとして重要となる概念に**結果期待**と**自己効力感（セルフ・エフィカシーself-efficacy）**がある．結果期待は，行動を実行することで予期される結果（アウトカム）♪への期待を指す．ヘルスビリーフモデルhealth belief model（➡第2章B-2）♀における予防行動の有益性（メリット）の認知に近い．結果期待と後述する自己効力感の2つが高まることで，行動を実行に移しや

Memo

▶予期される結果

予期される結果には以下のような例がある．野菜を食べるとがんのリスクが減る（身体的アウトカム），習慣的にジョギングをすることはかっこいい（社会的アウトカム），禁煙することは自分に対して良いことをしている（自己評価的アウトカム）など．

🔎 参照 P.21 へ

表2-5　社会的認知理論の主な構成概念と定義，実践における例

理論の構成概念 （行動変容において潜在的に介在している要素）	定　義	実践における例
結果期待	ある行動を実行したときに予期される肯定的な結果への期待	野菜や果物を食べるとがんのリスクが減ると教える．
自己効力感 （セルフ・エフィカシー）	意図した行動をうまく実行できる自信，行動を実行することに対する障壁を乗り越える自信	苦手なものを一口だけ食べてみることを促す．簡単な運動から始めてみることを促す．
自己制御	自分の行動をコントロールし，管理すること	体重を記録するセルフモニタリングを通じて，減量目標に対して，どれくらい達成できているかを評価する．
行動に移す能力	意図した行動をとるための知識とスキル	ロールプレイなどのトレーニングによって，外食の場でのお酒の断り方を教える．
観察学習 （モデリング）	他人の行動やその結果を観察し，新しい行動を習得すること	子どもが嫌いな食べ物を，親がおいしそうに食べて見せる．
強化	行動が起こる可能性を増減する，人の行動に対する反応	目標を達成したときに報酬を与える（外的強化）．この行動は自分にとって価値があると評価する（内的強化）．

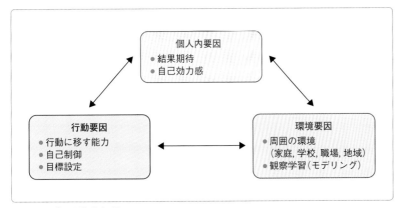

図2-10　相互決定主義

すくなるとされる.

b. 行動要因

　実際に行動できる能力だけでなく，設定した目標を実行するときに必要な知識やスキルも含まれる（行動に移す能力）．社会的認知理論において，人は**自己制御**，つまり自分の行動をコントロールし管理することを通して，行動を変えたり維持したりすることができるとされている．自己制御の手法の1つとして，後述する**セルフモニタリング** self monitoring がある．実行できる目標を設定し，それを達成した際に報酬を得たり，できたと認識し評価したりすることは，その行動を**強化**する．

c. 環境要因

　行動を促進または阻害する物理的・社会的環境を指す．私たちには，自分で変えられない与えられた環境もある一方，自分で環境を選択し変えることもでき，環境と私たちは相互に影響し合っている．栄養教育においては，支援的な環境をつくることが必要となる．ここに含まれる重要な概念として，**観察学習**（モデリング）がある．子どもが親の行動から新しい行動を学ぶように，人はモデル（手本）となる他者の行動を観察し，学習することやそれまでの行動を修正することができる．

❷ 自己効力感

　自己効力感とは，望ましい行動をうまく実行できるという自信を指し，社会的認知理論において重要な概念で，効力期待とも呼ばれる．たとえば，苦手な野菜を食べることや，1日に1万歩以上歩くことについて，どんな状況でも実行できる自信などがある．また，自分の動機づけや，行動を制御できるか，必要に応じて環境面を変えられるかへの認知も含まれる．自己効力感を高めることで，行動を起こすことに対する障壁を乗り越え，行動変容につながりやすくなる．

　自己効力感を高めるには，次の4つの方法があるといわれている．

a.遂行行動の達成

①過去に成功した経験や，類似した経験があること．禁煙に成功した人が，減量に取り組もうとすることなどがある．

②少しずつ成功体験を積み重ねること（スモールステップ法）．食事の準備が困難と感じている人に，外食・中食の活用を勧めることは，バランスの良い食事を摂ることへの自己効力感を高める．具体的かつ自分で評価できる内容で目標を設定し，少しずつステップアップしていく．

b.代理的経験

自分と類似点をもつ他者の行動を観察したり，成功した話を聞いたりし，自分もやれそうだと思うこと．苦手なものがあっても食べられるようになった子どもの話をするなどがある．

c.言語的説得

成功できるという他者からの励ましや説得を受けること．周囲から励まされる，自分で「できる」と思うことなどがある．

d.情動的喚起

良好な心身状態におくこと．ある行動に対して生理的に不安や緊張などが生じると，通常の状態よりも自己効力感が低くなるとされる．不安や緊張が大きくならないように，リラックスを促すなどの方策をとる．（➡第2章C-3）

参照 P.32 へ

③ セルフモニタリング

セルフモニタリングとは，自己管理スキルの1つで，自分の行動を観察し，記録することである．たとえば，日々の体重や歩数，野菜を食べたかを記録することがある．設定した目標に対して，現状を把握することや，自分がどれだけ達成できているかの評価ができるため，望ましい行動の強化やモチベーションの向上，セルフコントロールにつながる．目標とする行動ができたかと同時に，できなかった場合にはなぜできなかったのか，何をしていたのかなどを記録して考えることで，目標達成に向けた対策が立てやすくなる．

④ ソーシャルスキルトレーニング（ロールプレイ）

ソーシャルスキルトレーニングとは，人間関係の円滑な形成など，社会生活を送るうえで必要になるスキルを身につける訓練である．その訓練手法の1つにロールプレイがある．

ロールプレイとは，社会生活上で起こりうる場面を想定し，管理栄養士と学習者がそれぞれ役を演じて，やりとりを疑似体験し，そのときに必要となるスキルや適切な振る舞いを学ぶことである．たとえば，禁酒中に上司からお酒を勧められたときに，どのように断るかを管理栄養士と学習者とのロールプレイによって練習することができる．このようにあらかじめ準備することが，学習者の自己効力感を高めることにもつながる．

☑ ソーシャルサポート

❶ ソーシャルネットワークとソーシャルサポート

人間は，家族，友人，職場の同僚など所属するさまざまな組織の人間と関わりをもって生きている．このような人間同士の社会的つながりは，ソーシャルネットワークと呼ばれ，個人の食物選択や食行動に影響を与えている．ソーシャルネットワークの中で相互的に提供し合う支援を**ソーシャルサポート**といい，ハウス House はソーシャルサポートを4つのタイプに分類した．

　①**情動的サポート**：共感，愛情，信頼，配慮
　②**手段的(道具的)サポート**：金銭，具体的な援助・サービス(例：ベビーシッター，買い物)
　③**評価的サポート**：建設的なフィードバック，是認，比較など自己評価に役立つ情報
　④**情報的サポート**：問題解決に有用な助言，提案，情報

ソーシャルサポートによって個人間のつながりを充実させることは，観察学習やモデリングにおける望ましい手本(ロールモデル)からの影響力や自己効力感を高めること，望ましい行動に対する価値観を変化させることにもつながる．つまり，ソーシャルサポートの有無は行動変容に大きく関係している．

❷ 効果的なソーシャルサポートとは

ソーシャルネットワークやソーシャルサポートの効果を高めるには，対象者がいつ，誰から，どのようなサポートを必要としているかを把握することが重要である．たとえば，情動的なサポートは家族や友人によってもたらされることが多く，情報的サポートは医療従事者からによるものが多いなど，サポートの提供者(誰から)によって，内容や特徴が異なる．サポートの内容は，サポートを受ける側が知覚したものであり，提供者との関係性や役割によって，受ける側の認識は異なる．また，受ける側のライフイベント(婚姻，出産，配偶者との死別など)や行動変容に対する準備性など，サポートが行われる時期(いつ)によっても，求められるサポートは異なる．

栄養教育の介入においては，家族に協力を得るなど既存のネットワークを強化してサポートを促進することや，職場での集団研修，地域での介入活動における参加者間でソーシャルサポートグループや相互的に支援を行うネットワークを構築することが，ソーシャルサポートの有効性を高める方法として挙げられる．たとえば，学校において児童生徒を対象とした栄養教育を行う場合，子どもは家族に食事を作ってもらったり，家族と一緒に食事をしたりすることが多いため，子どもを介した保護者への

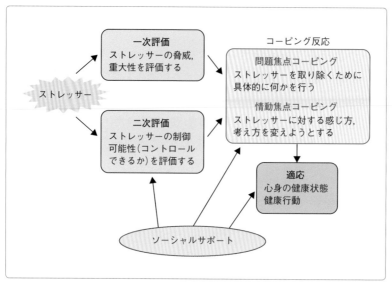

図2-11　ストレスとコーピングのトランスアクショナル・モデル（文献7を一部改変）

教育やメッセージも欠かせない.

3 ストレスマネジメント

　ストレスについて理解し，心身の状態を保つためにコントロールすることをストレスマネジメントという.　ストレスマネジメントとして，**コーピング** coping（ストレスに対処すること）がある.

① ストレスとコーピング

　ストレスとは，心理面，身体面にとって負担となるあらゆる刺激によって引き起こされる生体機能の変化を指す.　ストレスは，直接的に心身に影響する場合（抑うつや不安，疲労感，不眠など）もあるが，不適応な健康行動（喫煙や過食，飲酒など）を介して，間接的に病気の発症や，病気を悪化させる要因となることもある.　ストレスを生む要因は**ストレッサー** stressor✐と呼ばれるが，同じストレッサーでもすべての人に等しく影響するわけではない.　人によって感じ方や対処が異なるため，健康への影響もそれぞれ異なってくる.　ストレスフルな経験から成長や教訓を得るなど，うまく対処できるようになる場合もある.

　ラザルス Lazarus らのストレスとコーピングのトランスアクショナル・モデル transactional model of stress and coping では，ストレッサーから認知的評価，コーピングを経て，その結果としての**適応**（精神的安定や健康行動など）につながるプロセスを示している（**図2-11**）.　ストレスという刺激を外部から受けた際には**一次評価**として，そのストレッサーが自分にとって関係があるか，有害か無害かを判断する.　このとき「無関係」と認知された場合，ストレスを感じることはない.　同時に**二次評価**として，ス

📎 Memo

▶**ストレッサーの分類**
物理的・生物的・化学的ストレッサー：騒音，振動，温度，天候，花粉，悪臭など.
心理社会的ストレッサー：ライフイベント，日常の苛立ちごと，人間関係，社会的役割，長時間労働など.

トレッサーを取り除くなど状況を変えられるか，感情をコントロールできるかなど，ストレッサーに対して自分はどれくらいうまく対処できるのかを評価する．そのため，二次評価は自己効力感（ストレスにうまく対処する自信）（➡第2章C-1）や知覚されたコントロール感（自分に対処できるストレスだと思うか）（➡第2章B）とも関連しているとされる．これらの評価をもとに，ストレッサーに対するコーピングの戦略を立て，実行することになる．コーピングの戦略によっては，健康な状態に向かう適応の一方で，ストレッサーに対抗しきれず，健康を損なう方向に向かってしまう適応もある．ソーシャルサポート（➡第2章C-2）は，ストレスフルになりうる状況をあらかじめ減らす，感じるストレスをやわらげるなどの効果があるため，認知的評価から対処の一連の流れに影響を与えると考えられている．

◉ 参照 P.28へ

◉ 参照 P.18へ

◉ 参照 P.31へ

❷ コーピングの方法

コーピングの方法は主に2つある．まず，ストレスフルな状況を変えることに焦点をあてた対処方法は，**問題焦点コーピング**と呼ばれる．ストレスフルな状況とストレッサーそのものを除去するために，人に相談する，環境を変える，情報を収集するなど具体的に何かを行う対処を指す．ストレッサーをコントロールできる場合に有効である．一方で，ストレッサーやストレスフルな状況に対する考え方，感じ方を変えることに焦点をあてた対処方法は，**情動焦点コーピング**と呼ばれる．身近な人に話す，気晴らしをして感情を発散させる，ストレッサーについて考えることを回避するといった対処がある．ストレッサーそのものを変えることが不可能な場合に有効である．これらの方法は，ストレッサーに対し，その状況に応じて自分自身が柔軟に使い分けていくものである．

臨床で 役立つコラム ✐

▶▶ 汎適応症候群 general adaptation syndrome（GAS）

ストレッサーに対して生じる一連の身体的適応反応のこと．たとえば，副腎皮質の肥大や胃・十二指腸の潰瘍を引き起こしたり，免疫系に問題をもたらしたりする．汎適応症候群には，警告反応期，抵抗期，疲憊（ひはい）期の3段階がある．

①警告反応期
生体がストレス刺激を受けると，生体にダメージや異変が起こり，心身機能が低下する（ショック相）が，そこから防御反応としてアドレナリンなどの分泌が盛んになり，回復がみられる（反ショック相）．

②抵抗期
ストレスに対して抵抗力が高まり，心身が適応していく．

③疲憊（ひはい）期
その後も長期（3ヵ月以上）にわたってストレスがかかり続けると，適応し続けることができず抵抗力を失う．警告反応期の症状が再び現れ，無視し続けると病気を発症する．

D 組織・地域に焦点をあてると

1 コミュニティオーガニゼーション

　コミュニティオーガニゼーション community organization とは，地域組織化活動ともいわれ，地域の諸問題を改善，解決するために，地域住民らが自主的に共同体を組織して，活動を行うことである．住民一人ひとりの連帯意識も高まり，課題解決に大きく寄与するコミュニティ主導のアプローチといえる．

　地域での栄養教育を行う際に，地域ぐるみでの健康づくり運動に取り組むためには，継続性のある組織化が必要である．近年はライフスタイルや社会状況の変化により，近所付き合い，たとえば，町内会，町内での各種サークルなどの活動への参加意識は，特に若い世代においては希薄になりがちであり，地域住民間の連帯意識をもちにくくなっている．

　組織はあくまでも住民の自主性に基づくものであるが，地域社会における栄養教育を効果的に展開するためには，行政レベルの積極的な活動や医療機関の協力体制など専門家による技術・財政面での援助とともに，地域の人材や組織の活用と連携が必要である．

　たとえば，各市町村長から推進員として任命され，食生活改善，生活習慣病の予防にボランティアとして活躍している食生活改善推進員などは食生活に関連する活動の地域におけるリーダーであるとともに，保健所や保健センターと地域住民とのパイプ役となるほか，組織的に活動(個人，グループ，市町村単位，都道府県単位，全国)することができる．

　また，前述の食生活改善推進員をリーダーとする活動のように，行政機関の指導・援助により構成された組織が活動するほかにも，行政，研究・教育機関が地区住民と協力して地域の課題などに取り組む組織を指導し，活動の運営にあたるケースや，住民が活動の必要度合いを自覚し，それに基づいて組織を構成し，必要に応じて行政機関の支援や援助を受けるケースなどがある．

　地域組織は，上記のようにさまざまな経緯で組織され，活動，運営されているが，いずれにしても地域に存在する課題を発見し，その解決のために主体性をもって活動を行う．このような地域組織活動を介して，栄養教育の体制が整えられ，そこに住民が参加することにより，より良い食生活習慣の行動変容がサポートされ，地域集団の健康に寄与する．また，

課題を解決していくだけでなく，課題に取り組むプロセスを通じて，結束力やコミュニティキャパシティcommunity capacity📎を向上させることができる.

コミュニティオーガニゼーションは，コミュニティの力・活動の強化，コミュニティを形成する住民個々人のスキル強化などとも密接に関係している. このことは，国民健康運動(健康日本21)の理念として採用されているヘルスプロモーションの活動にも含まれている. ヘルスプロモーションとは，世界保健機関World Health Organization (WHO)が1986年のオタワ憲章で提唱した「人々が自らの健康をコントロールし，改善することができるようにするプロセス」と定義されている. (➡第1章C)📍2005年のバンコク憲章で再提唱されたが，そのバンコク憲章においては，適切に組織され権限を与えられたコミュニティは，彼ら自身の健康を決定することに高い効果を及ぼすこと，草の根のコミュニティ・プロジェクト，市民社会グループ，そして女性組織はヘルスプロモーションに関する効果を論証していることなど，ヘルスプロモーションとコミュニティ，市民社会との関連について言及している.

管理栄養士・栄養士は食の専門家として個人や小集団への栄養教育のみならず，地域の人々を取り巻く食環境の整備など，健康的な公共政策や健康を支援する環境づくりへ関わることができる知識やスキルを身につけていくこともますます重要になる. 組織づくりやネットワークづくりを支援する場合，あくまでも対象者の主体性を導く立場，コーディネーターとして支援していく必要がある.

栄養教育において組織づくりやネットワークづくりの重要性が強調される理由の1つにグループダイナミクスgroup dynamics (集団力学)📎による教育効果の向上が挙げられる.

個人教育や個別学習の場合(➡第3章B-6)📍，指導者と学習者の1対1の関係のため，個人の特性を考慮しながら，教育を進めることができる一方，指導者以外の第三者の意見を聞くことが難しく，孤独感をもったり，行き詰まったりする可能性があると考えられる. しかし，集団教育(➡第3章B-6)📍やセルフヘルプグループself-help group (自助集団)📎づくり，ネットワークづくりでは，共通の問題を抱える人たちの間で交流の機会をもつことが可能となる.

これらの交流を通して参加者は，問題を抱えているのは自分一人ではないことや，これまで見過ごしてしまっていたことへの気づき，問題を解決する方法は一通りではなく，多様であることなど多くの学びを得る機会となる.

このように，栄養教育において，対象者に仲間との交流の機会を提供することも重要な行動変容の支援の一部と考えられる.

📎Memo

▶コミュニティキャパシティ
コミュニティが課題を見極め，解決に向けて取り組むことを可能にするコミュニティの能力.

📍参照 P.8へ

📎Memo

▶グループダイナミクス
集団のもつ力で大きなうねりともいわれる. 参加者間で互いに刺激され，高め合うことができる. 似た特性の人を同じグループにすることにより，よりグループダイナミクスが生じやすくなる.

📍参照 P.80へ

📍参照 P.80へ

📎Memo

▶セルフヘルプグループ
同じ悩みや疾病・障害などの問題を抱えた本人や家族の自助を目的とした集団. 当事者だからこそ提供でき，当事者だからこそ，同じ問題を抱えた者から支援を受けることができるという特徴がある.
アルコール依存症からの回復を目指す断酒会[8, 9]や，薬物依存からの回復を目指す薬物依存者の会[10]，そのほかにも，摂食障害や糖尿病の患者会などが同じ悩みを抱えた患者や家族とともに活動している.

臨床で 役立つコラム

▶▶ 重要視されるエンパワメント empowerment

　日本語の訳においては，権限を与えること，権限移譲，権限付与，能力開発などとされるが，使用する分野によりそのとらえ方は異なるようである．WHOオタワ憲章においては，「人々や組織，コミュニティが自分たちの生活への統御を獲得する過程である」と定義されている．行動科学の理論モデルの1つであるコミュニティオーガニゼーションのなかで重要視されている．健康教育・ヘルスプロモーションの分野では，健康行動の自己決定など，個人や組織が自分たちの生活の質を向上させるための自信やスキルを獲得していく社会活動のプロセスを意味する．社会的に不利な状況にある個人や集団が自己実現を目指し，主体的に自分たちの生活や社会を変革してきたという社会学的な視点から出発した言葉で市民参加などの活動を意味する．

　エンパワメントは段階によって以下の3つに大きく分類される．

①セルフエンパワメント：個人が自分の生活環境を変えて自発的，主体的に取り組む．それにより自己効力感も高まる．

②組織レベルのエンパワメント：組織の意思決定に主体的に参加することが，組織の活動(アクション)につながっていく．

③コミュニティエンパワメント：個人や組織の努力が報われるよう，社会経済的諸資源を獲得し，コミュニティをコントロールする力．社会システムの変革につながる．

2 ソーシャルキャピタル

　ソーシャルキャピタルsocial capitalは，アメリカの政治学者パットナムPutnam🖊が示した概念である．パットナムは，「人々の協調行動を活発にすることによって社会の効率性を高めることができる」という社会組織の特徴を3要素で説明した．それは「信頼」「互酬性の規範🖊」「ネットワーク」の3つの要因であると定義しており，3つの構成要素は相互に関連しあっているとしている(図2-12)．

> **Memo**
> ▶ロバート・パットナム Robert David Putnam
> アメリカの政治学者．著書「Bowling Alone: the Collapse and Revival of American Community」(Simon & Schuster, 2000)により，アメリカのコミュニティの崩壊，ソーシャルキャピタルの衰退を指摘したことによりソーシャルキャピタルという概念が注目された．

> **Memo**
> ▶互酬性の規範
> 相互依存的な利益交換，お互いさま．

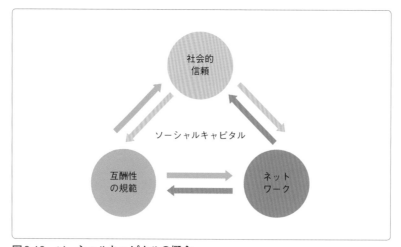

図2-12　ソーシャルキャピタルの概念

表2-6 ソーシャルキャピタルの分類(文献11より作成)

結合型ソーシャルキャピタル	組織の内部における人と人との同質的な結びつきで,内部で信頼・協力・結束を生むもの.
橋渡し型ソーシャルキャピタル	異なる組織間における異質な人や組織を結びつけるネットワーク.

　人々の主体的な行動が,協力や協調行動を容易に理解する共通の「信頼」「規範」を伴った人間関係,つまり「ネットワーク」の熟成によって支えられることにより,人々の社会的応答性が高まり,地域福祉の向上や健康増進,教育成果の向上,近隣の治安の向上,経済発展など有益な成果をもたらすことが期待できるといわれている.市民活動(ボランティアなども含めた)の社会的意義についても,ソーシャルキャピタルを培うという側面から,その重要性に目が向けられている.その一方で負の側面として強力な結合型ソーシャルキャピタルに内在する排他性の危険性なども指摘されている[11].表2-6にソーシャルキャピタルの分類を示す.結合型のソーシャルキャピタルは,内部においては,ソーシャルキャピタルの恩恵を受けることになるが,外部との対立を生んだり閉鎖的なシステムがかえって非効率化してくるようになったりする可能性など社会全体にとって,または,長期的にはマイナス面が大きくなるおそれもある[11].ソーシャルキャピタルを特定のグループのためのものに限定するのではなく,社会のすべての人々がアクセスできるようにオープンなものとすることが重要である.

　これまでの調査結果より,ソーシャルキャピタルと市民活動は互いに影響し合うこと,またNPO組織やボランティア組織などの地域組織活動がいわばコミュニケーションの場となり,ソーシャルキャピタル醸成の場となっていくことがわかっている.健康日本21(第二次)では,地域のつながりの強化(居住地域でお互いに助け合っていると思う国民の割合の増加)を目標値で示した.また,これに関連し今後の地域保健のあり方として,地域のソーシャルキャピタルの活用を通じて,健康なまちづくりを推進することについても示している(図2-13).

　このように,ソーシャルキャピタルの向上は,これからの健康施策においても重要なキーワードであるといえる.そして,ソーシャルキャピタルの活用と管理栄養士の役割として,地域保健の場において戦略的にソーシャルキャピタルを活用して食生活改善や食育の事業を進めていくことが求められる.

3 イノベーション普及理論[13]

　新しい考え方や商品は人々に少しずつ広がる.イノベーションinnovation普及理論とは,新しい考え方や商品が社会に普及する過程を説明した理論

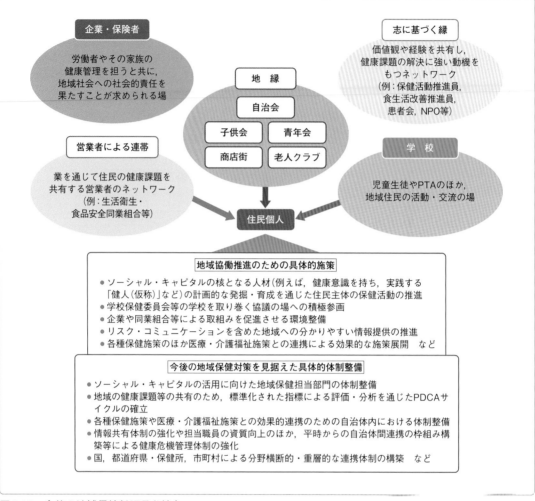

図2-13　今後の地域保健対策のあり方（文献12より作成）

である．この理論はロジャースRogersが提唱し，イノベーションの普及の速さを決定する5つの要因を以下のとおり示した．これらの要因を考慮すると，イノベーションをより速く多くの人に普及できる．さらに，ロジャースはイノベーションを採用する人々を5つに分類した（**図2-14**）．各採用者の特徴を把握することで，どういう人々に対してどのようなプロモーションを行うとよいかを検討できる．

❶ イノベーションの普及の速さを決定する5つの要因

1）**相対的優位性**：これまでのものよりも優れていること．

2）**適合性**：対象者のニーズに合っていること．

3）**複雑性**：理解したり，使用したりすることが困難でないこと．

4）**試行可能性**：試すことができること．

5）**観察可能性**：イノベーションの広がりや結果が目に見えること．

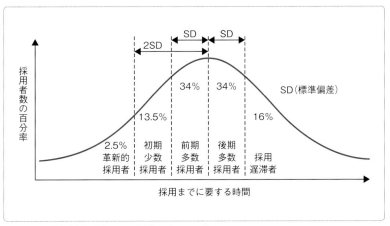

図2-14 革新性をもとにした採用者カテゴリー(文献13より作成)

　たとえば，新たに開発した減塩食品を速やかに普及するためには，これまでの減塩食品よりもおいしくし(相対的優位性)，食塩摂取量が高い地域に(適合性)，多くの小売店で販売する(複雑性)．さらに，試供品を店頭で配布し(試行可能性)，売り上げ個数をPOPに掲載する(観察可能性)ことが効果的と考えられる．

2 イノベーション採用者の5つの分類

1)**革新的採用者**：最初にイノベーションを採用する人々．冒険的で新しいアイデアを試すことに熱心である．

2)**初期少数採用者**：革新的採用者の次にイノベーションを採用する人々．大多数の人の前にイノベーションを採用し，周りの人に情報やアドバイスを与え，尊敬される．

3)**前期多数採用者**：平均的な人よりも早くイノベーションを採用する人々．自分よりも先に革新的採用者や初期少数採用者が採用したことを確認し，慎重に採用する．

4)**後期多数採用者**：平均的な人よりも遅くイノベーションを採用する人々．イノベーションに対して懐疑的で，用心深い．大多数の人が採用し，支持されてから採用する．

5)**採用遅滞者**：イノベーションを最後に採用する人々．伝統志向で過去を重視する．

4 ソーシャルマーケティング[14]

1 ソーシャルマーケティングとは

　ソーシャルマーケティングsocial marketingとは，アンドリーセンAndreasenの定義によると，「ターゲットとなる対象者と社会の福祉の向上を目的として，対象者の自発的な行動に影響を及ぼすために作られたプ

表2-7　ソーシャルマーケティングの特徴

①対象者に知識を与えるだけでなく，行動を変える
②コスト-エフェクティブ（コストに対し，できる限り効果を上げる）にする
③対象者のニーズや価値観に合うプログラムを提供する
④介入はマーケティングミックスの4つのP（表2-8）を含む
⑤介入プログラムのデザイン，事前テスト，評価には対象者に対する調査を行う
⑥対象者を細分化（セグメンテーション segmentation🔗）し，それぞれのセグメントに合わせた介入を行う
⑦新しい行動は常にほかの行動との競争状態にあることを認識する

Memo

▶セグメンテーション
対象者を共通する
ニーズや特性などで
細分化すること．細
分化した集団をセグ
メントという．

表2-8　マーケティングミックスの4つのP

項　目	意　味	例
プロダクト	対象者に採用してもらいたい行動	野菜摂取
プライス	対象者が新しい行動を採用するために負担する費用や時間，労力など	野菜を購入する費用，野菜を料理する時間など
プレイス	対象者がいつどこでその行動を行うのか，どこで情報を得るのかなど	野菜を購入する場所，野菜料理レシピの情報源など
プロモーション	行動変容を促すためのキャンペーンや広告などの工夫	お得な野菜セットの販売など

ログラムの分析，計画，実施，評価に商業分野のマーケティング技術を応用すること」である．商業分野のマーケティングでは，人の購買行動を促進するためのさまざまな技術が発展している．ソーシャルマーケティングは，この技術を社会問題の解決のために応用した．

❷ ソーシャルマーケティングの特徴

アンドリーセンはソーシャルマーケティングの重要な特徴として7つの項目を挙げている（**表2-7**）．マーケティングミックスの4つのPとは，プロダクト product，プライス price，プレイス place，プロモーション promotion のことである（**表2-8**）．たとえば，野菜摂取というプロダクトを促進するためには，野菜の価格を下げたり（プライス），野菜を購入できる場所を増やしたり（プレイス），野菜セットのキャンペーンを実施したり（プロモーション），4つのPを組み合わせることが効果的である．スミス Smith はこれらの特徴に加えて，交換理論（新しい行動に時間や労力がかかっても，それと引き換えに得られる利益が大きければ，新しい行動を採用すること）やポジショニング（競争する行動に対して新しい行動がより良いものとして位置づけられること）をソーシャルマーケティングの条件や特徴として示している．

5 ヘルスリテラシー [15, 16]

ヘルスリテラシー health literacy とは，ナットビーム Nutbeam の定義によると，「良い健康状態を推進して維持させられるような情報にアクセ

表2-9　ヘルスリテラシーの3つのレベル

	内容	例
機能的ヘルスリテラシー (functional health literacy)	健康情報や保健医療の利用に関する情報を理解できる能力	メディアの健康情報を理解できる．薬の飲み方が理解できる．
相互作用的ヘルスリテラシー (interactive health literacy)	意思決定し，行動に移すために周囲とコミュニケーションができる能力	自分が得た健康情報を家族に話すことができる．友達を運動に誘うことができる．
批判的ヘルスリテラシー (critical health literacy)	情報を批判的に分析し，自分の状況をより良くするために周囲を変えられる能力	アドボカシーadvocacy（政策提言）🔗ができる．

表2-10　医療現場でヘルスリテラシーが不十分な患者におけるコミュニケーションの方法

① ゆっくりと時間をかける
② わかりやすい言葉を使い，専門用語を避ける
③ 絵を見せたり描いたりする
④ 1回の情報量を制限して，繰り返す
⑤ ティーチバックteach back法🔗を使って確認する
⑥ 質問しても恥ずかしくない環境をつくる

📎 **Memo**
▶アドボカシー
健康に関する事業や目標を達成するために，政治的関与，政治的支援，社会からの受容，制度的支援を得ることを目的とした個人的・社会的活動．具体的な活動の1つが政策提言である．たとえば，受動喫煙防止法案に向けて国会議員に対してロビー活動を行うことなどもアドボカシーに含まれる．

📎 **Memo**
▶ティーチバック法
医療従事者が話したことを患者自身の言葉で説明してもらい，理解できたかを確認する方法．たとえば，「家に帰ったらご家族に病院で言われたことをどのように伝えますか」と質問するなど．

スし，理解し，利用するための個人の意欲と能力を決める認知的社会的スキル」である．ほかにもさまざまな定義があるが，健康情報を入手し，理解し，評価し，活用する力といえる．

　ヘルスリテラシーには，機能的ヘルスリテラシー，相互作用的ヘルスリテラシー，批判的ヘルスリテラシーという3つのレベルがある（**表2-9**）．機能的ヘルスリテラシーは受け手として情報を理解できる能力を指し，狭義のヘルスリテラシーである．個人だけではなく，周囲や社会の健康状態を高めていくためには，相互作用的ヘルスリテラシーや批判的ヘルスリテラシーも重要である．

　米国医師会では，医療現場でヘルスリテラシーが不十分な患者におけるコミュニケーションの方法として6つのステップを挙げている（**表2-10**）．栄養教育においても，対象者のヘルスリテラシーを把握し，対象者の能力に合わせたコミュニケーションをとる必要がある．

6 ナッジ[17, 18)]

❶ ナッジとは

　ナッジnudgeとは，ひじで軽くつつくという意味で，行動経済学の知見から行動を促す仕組みや環境を作り出すことをいう．ナッジにはEAST（easy，attractive，social，timely）というフレームワークがある（**表2-11**）．簡単で，魅力的で，社会的で，タイミングが良いと，人は無意識にその行動を選択する．具体的なナッジには，デフォルト，ハロー効果，フレーミング効果などがある．これらのナッジをうまく活用することで，対象者

表2-11　ナッジのフレームワーク(EAST)の例

	例(ビュッフェで野菜をより多く取ってもらうため)
簡単(easy)	小分けにし，1人前の量を取りやすくする
魅力的(attractive)	野菜料理のメニュー名を工夫する
社会的(social)	野菜料理が人気メニューであることをアピールする
タイミングが良い(timely)	ビュッフェの最初のほうに野菜料理を置く

が気づかないうちに，より健康的な食の選択を促すことができる．特に，健康に対する意識が低い無関心層に向けて，行動変容を促すきっかけ作りに役立つ．

② 具体的なナッジ

a.デフォルト

初期設定をデフォルトdefaultといい，デフォルトを変えることで選択

臨床で　役立つコラム

▶▶ 行動経済学の基礎知識[19]

伝統的な経済学は「人は合理的な行動を選択する」という前提のもとに論じられている．これに対して，行動経済学では，「人は必ずしも合理的な行動を選択するとは言いきれない」ことを主張しており，さまざまな実験によって人の合理的でない思考や選択の偏りを証明している．

行動経済学を理解するうえで重要な考え方の1つに，人の2つの思考がある．人の2つの思考は二重過程理論と呼ばれ，心理学の分野で提唱された理論

である．行動経済学では，ダニエル・カーネマン Daniel Kahneman が直感的で自動的な早い思考(システム1)と，熟慮的で合理的な遅い思考(システム2)について述べている(図2-15)．たとえば，店頭でおいしそうなお菓子を見ると，思わず衝動的に購入するときもあるが，栄養成分表示を見てどれが良いかを考えて購入するときもある．前者はシステム1，後者はシステム2が働いている．システム1の働きによって，合理的でない思考や選択の偏りが生まれる．

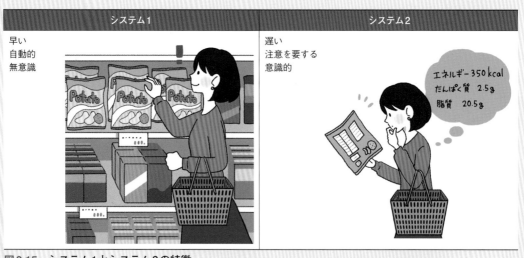

図2-15　システム1とシステム2の特徴

を誘導することできる．人は現状を変える選択をすると心理的な負担がかかるため，多くの場合，現状を維持する選択をする．つまり，初期設定で健康的な選択を設定しておけば，健康的な選択をする人が多くなる．たとえば，特定健診の申し込みで，がん検診をオプションで追加できる設定を，はじめからセットにした設定に変えると，あえてがん検診の受診をキャンセルする人は少なく，受診率が向上する．食堂で，丼と野菜の小鉢のセットを基本メニューとすれば，丼単品を頼む人は少なくなり，野菜摂取量の増加が見込まれる．

b.ハロー効果

ある人や物事の一部分から，その人や物事のすべてを好ましく思う（もしくは嫌いに思う）傾向をハロー効果halo effectという．人は，背の高い人を見ると，運動能力が高いだろうと思ったり，偏差値の高い大学を出ている人を見ると，人格や仕事の能力も高いだろうと思ったり，目立つ特徴によってほかの事柄に対する認知が影響を受ける．食事場面においても，「オーガニック」という表示を見ると，健康的なイメージをもち，栄養素やエネルギーを確認せずに，たくさん食べてもよいだろうと考えてしまう．

c.フレーミング効果

伝え方や枠組みが考えや選択に影響を及ぼすことをフレーミング効果framing effectという．手術の成功率を聞いたときに，「90％の人が成功します」と言われるよりも，「10％の人が失敗します」と言われたほうが，手術に対する不安が増す．同じ意味でも，伝え方や枠組みによって受け手の印象は異なる．栄養教育においても，「おやつは200kcalしか食べられません」と伝えるよりも，「おやつは200kcalまで食べられます」と伝えたほうが，対象者の負担感は少なくなることが考えられる．

第3章

栄養教育の進め方

A 栄養教育の計画とマネジメントの概要を知る

1 栄養教育の実施において計画を立てる意義

　栄養教育の定義(表3-1)には，いくつもの重要なポイントが含まれている[1]．①健康と生活の質quality of life (QOL)の向上を目指していること，②食行動を対象としていること，③主体的な行動の実践を目指していること，④行動の実践の支援をすること，⑤計画されていること，⑥さまざまな教育的戦略の組み合わせであること，これら計6つのポイントがある．定義のなかに，「計画されていること」が含まれている．これは，計画なしに行われた取り組みで食行動が変容したケースと区別するためである．たとえば，たまたま視聴したテレビ番組で食行動を変容した場合，これは栄養教育とは呼ばない．これは取り組んだ内容がテレビ番組だから，栄養教育といわないわけではない．「たまたま」すなわち，偶発的な行動変容であったからである．もし，テレビ局と協働して計画的に番組を放映した場合は，栄養教育と呼べる．

　なぜ，計画的であったか，そうでなかったかで扱いが異なるのであろうか．それは，栄養教育では，対象者を定め，その対象者の課題に沿った目標と取り組み内容を計画し，実践し，課題が解決したかを評価しなければならないからだ．決して，実施者側の想いや考え方だけで進めるのではない．対象者の健康の維持増進やQOL向上のために，栄養教育が寄与したか，計画的に進め，評価することが重要である．

表3-1　栄養教育の定義

栄養教育とは，人々の健康の維持増進とQOLの向上に貢献する食生活に関わる行動を，主体的に実行することを支援するために計画されたさまざまな教育的戦略の組み合わせである．栄養教育は，個人，コミュニティ，政策レベルなど，さまざまな場で実践される．

2 マネジメントサイクル(PDCAサイクル)

　栄養教育を計画的に進めるために欠かせないのが，マネジメントサイクルである．マネジメントサイクルは，Plan (計画) -Do (実施) -Check (評価) -Act (見直し・改善)の段階に分け，実践されることから，PDCAサイクル(図3-1)とも呼ばれる．

　PDCAサイクルのなかで最も重要なのが，Planである．たとえば，

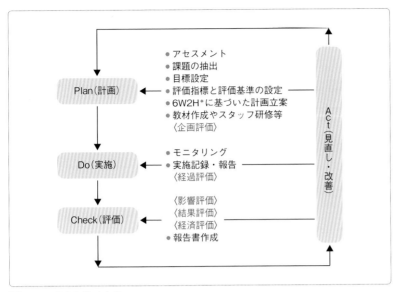

図3-1　PDCAサイクル
〈　〉は，各段階で行う評価
*6W2H：Whom（対象者），Who（実施者），Why（目標），When（実施日，実施頻度，実施時間等），Where（場所），What（内容），How（学習形態，教材等実施方法），How much（予算）

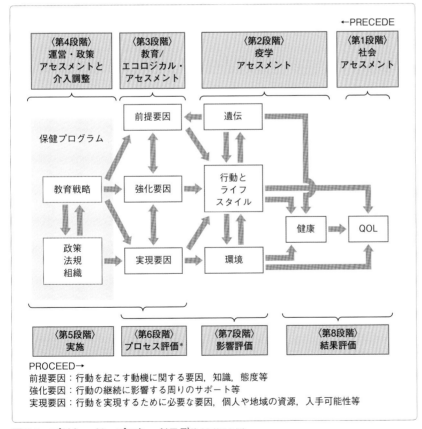

前提要因：行動を起こす動機に関する要因，知識，態度等
強化要因：行動の継続に影響する周りのサポート等
実現要因：行動を実現するために必要な要因，個人や地域の資源，入手可能性等

図3-2　プリシード・プロシードモデル（文献2より）
*：プロセス評価＝経過評価

Planの段階で目標設定ができていれば，Checkは難しくない．また，Actは PDCAサイクルの間，常に行われ，プログラムの途中であっても，必要であれば計画を見直す．

3 プリシード・プロシードモデル

プリシード・プロシードモデル PRECEDE-PROCEED modelは，健康教育・ヘルスプロモーションの計画と評価のために開発された（図3-2）．PRECEDEは，predisposing, reinforcing, and enabling constructs in education/ecological diagnosis and evaluation，PROCEEDは，policy, regulatory, and organizational constructs in educational and environmental developmentの略である．プリシード・プロシードモデルは，8つの段階からなり，第1段階から第4段階まではプリシードと呼ばれ，アセスメントの内容が示されている．一方，第5段階から第8段階まではプロシードと呼ばれ，評価の内容が示されている．栄養教育の実践では，保健プログラムに栄養教育プログラムをあてはめて考えるとよい．遺伝的要因（性，民族，家族歴）は，プログラムの実施によって変化しないが，健康状態等に影響するため，アセスメントの必要がある．よって，モデルに含まれている．

栄養教育の計画を立てる（新規プログラムを立案できる）

1 実態を把握する

1 栄養教育の計画を立てるための"実態把握（アセスメント）"とは？

　栄養教育を計画する際，まず必要となるのが，対象とする相手が「どのような人」で，栄養・食事に関して「どのような課題やニーズがあるのか？」，そして「その課題やニーズの背景は何か？」といった対象者の**実態把握**である．では，なぜ実態把握が必要なのだろうか？　それは，栄養教育の最終目的である「QOL quality of life（生活の質）の向上」を達成するには，対象者が自主的に健康的な食行動を選択・実施することが欠かせないからである．対象者自らが健康的な食行動を選択して実行できるよう，専門家は，対象者の食行動や健康，QOLの状態から課題を見つけるだけでなく，健康的な食行動をとることに対し，後押ししてくれる要因や妨げとなる要因など，その背景を理解し，対象者がそれらをコントロールできるように支援を行う必要がある．たとえば，対象者の知識やスキルの程度を踏まえた支援や，対象者を取り巻く食環境を把握した環境整備などである．もし，対象者の実態を理解できなければ，専門家（支援者）と対象者の間にズレ（gap）が生じ，効果的な栄養教育は行えない．そこで，栄養教育プログラムを計画する初期段階でアセスメント，すなわち実態把握を行う．

　アセスメントとは，「対象者・集団において，どのような課題やニーズがあるかを，さまざまな角度から収集し，それらを総合的に把握すること」であり，プログラムの詳細（いつ・誰に・どのような内容を・どのような方法で実施するか）を決めるために行われる．アセスメントで収集した項目は，目標設定や評価（Check）でも用い，栄養教育の前後で比較することで，プログラムの効果を検証し，改善（Act）することができるなど

表3-2　アセスメントを実施する利点

- 対象者，集団の健康やQOLの課題・ニーズに対する理解が深まり，必要な支援内容や支援法が明確になる．
- 根拠に基づいた適切な（優先順位を見極めた）栄養教育プログラムの目標設定が可能となる．
- 栄養教育プログラムに活用できる資源（費用・時間・人など）を整理し，それらの効果的な使い道を検討できる．
- プログラムの評価指標（プロセス評価・アウトカム評価など）を定め，結果測定を行うための基盤ができる．

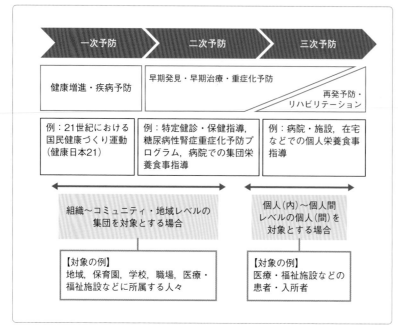

図3-3　栄養教育プログラムで対象とするレベル

の利点がある（**表3-2**）．すなわち，PDCAサイクルに基づいた栄養教育が実施できる．

② 「何を」実態把握（アセスメント）するか？

　では，対象者の何をアセスメントしたらよいのであろうか？　アセスメントの内容や方法は，集団を対象とする場合と個人を対象とする場合でも異なる（**図3-3**）．特に，組織～コミュニティ・地域レベルの「集団」を対象とする場合のアセスメントは，プリシード・プロシードモデルを参考にするとよい。プリシード・プロシードモデルを用いることで，課題の実態（疫学アセスメント）や結果・影響（社会アセスメント）と合わせ，課題の背景にある要因（教育／エコロジカルアセスメント）に関する情報（データ）を，筋道を立てながら整理することができる．これにより栄養教育の目標が明確になり，プログラムの計画・実施・評価すべての段階で使用できる指標として活用できる．ここで，プリシード・プロシードモデルの段階別に，アセスメントの項目例を**表3-3**に整理する．内容を具体的に挙げてみると，プリシード・プロシードモデルの各段階にさまざまな要因が含まれることがわかる．

　実際にプログラムを計画する場合，アセスメントも限られた時間や費用のなかで効率的に行う必要がある．そこで，対象者にとって最も重要な，すなわち，リスクやニーズの高い健康・QOL（第1段階：社会アセスメント）事項を定め，これらと関連する行動・ライフスタイル（第2段階：疫学アセスメント），影響（前提／強化／実現）要因（第3段階：教育／エコロジ

表3-3 プリシード・プロシードモデルの各段階における主なアセスメント内容の例

具体的内容（項目）	第3段階 教育／エコロジカルアセスメント →			第2段階 疫学アセスメント →			第1段階 社会アセスメント →	
	前提要因	強化要因	実現要因	行動とライフスタイル	環境	属性など（修正可能な要因）	健康	QOL
	●知識 ●社会規範 ●ヘルスリテラシー ●信念 ●態度 ●行動変容の準備性 ●自己効力感 ●行動変容へのプロセス ●スキル	〈ソーシャルネットワーク〉 〈ソーシャルサポート〉 →以下のような人とのつながり（ソーシャルネットワーク）や、その人との間で行われる助言などの支援の状況（ソーシャルサポート） [家族・友人] [職場] ●同僚 ●上司 [学校] ●学級担任 ●栄養教諭 [地域] ●近隣住民 [医療福祉] ●同じ疾患をもつ患者 ●家族 ●医療従事者（医師・看護師・管理栄養士など） ●栄養支援専門員 ●介護支援専門員 ●介護ヘルパー	●ゲートキーパー*の機能状況 [家庭] 健康的な（個人に適した）食事を理解し、買い物・調理を行う者 [地域・組織] 健康的な（個人に適した）食事を推進・支援する取り組みや制度	〈食行動〉 [いつ] ●食事時間 ●欠食状況（食事回数） [どこ] ●食事場所 ●中・外食状況 [誰と] ●共食頻度 [何を／どのくらい] ●食事バランス（主食・主菜・副菜のそろった食事回数（頻度）） ●野菜・果物摂取頻度 ●食物摂取頻度 ●エネルギー摂取量 ●アルコール摂取量 ●栄養素摂取量 [どのように] ●食べる速さ ●食べる順番 〈その他の行動〉 ●喫煙状況 ●睡眠時間 ●ストレス状況 ●運動習慣	〈物理・食環境〉 ●食べ物へのアクセス →健康的な（個人に適した）食事のための食品・料理を取り扱う店舗・サービス（配食サービスなど）の有無や、入手しやすさ 〈社会環境〉 ●伝統・文化的慣習 ●就業時間 ●地域・組織の規則・制度・政策 〈情報環境〉 ●マスメディア・インターネットの普及 ●地域、組織、医療・福祉施設等の専門家（栄養士・サポート体制など）の配置 ●NPOなどによる地域活動	〈生物学的要因〉 ●性別 ●年齢／学齢 ●遺伝的性質 〈社会経済状況〉 ●職業 ●婚姻状況 ●世帯構成 ●教育レベル ●収入 〈その他〉 ●嗜好 ●過去の食体験 ●宗教	〈健康（疾患等の罹患）状態〉 ●肥満、糖尿病 ●心疾患、脳血管疾患 ●がん、骨粗鬆症、フレイル 〈疾患リスク因子／病態〉 身体計測 ●身長 ●体重（変化） ●腹囲 ●皮下脂肪厚 臨床検査項目 ●血圧 ●生体生化学検査データ（血糖、血中脂質など） ●画像検査データ（骨密度など） ●生体機能検査データ（トレッドミル検査など） 臨床診察項目（症状・症候） ●主訴 ●身体所見（表情・皮膚状態・浮腫など） ●食欲 ●現病歴 ●既往歴 ●家族歴 ●ADL ●認知機能	●主観的健康 ●幸福感 〈食事関連QOL〉 ●食事の充足感など

*ゲートキーパー…「対象者に対する見守り、気づきなどから、必要な支援につなぐ人や機構で、食事支援に関しては、家庭で食物を購入、調理する人のみでなく、[食物産業（食品産業など）][地域・組織で栄養・食に関連したサービスのアクセス・入手しやすさに関する政策を決定する人や組織][社会環境や情報環境に影響を与えるもの（マスメディアなど）]を含む

カルアセスメント)を選定して焦点をあてる．この過程は，行動科学の理論やモデルを用いてアセスメントの項目を整理することで，要因同士の関係性も理解しやすくなる．さらに，対象者に適したアセスメント項目の選定には，対象者が「どのライフステージか」「どのようなライフスタイルであるか」，また，生態学的モデル(エコロジカルモデル)の「どのレベルか」を考える必要がある．

図3-4では，具体的に「何を」「どのような方法で」アセスメントすればよいか，「A県の生活習慣病一次予防を目的とした栄養教育プログラム」を例に，項目を整理する．アセスメントではまず，集団の健康・QOLに関する「課題」を明らかにし，それがどのような人(層)にとっての課題であるか，すなわち，プログラムの「ターゲットにする人」を明確にする(ステップ1)．A県の例では，体重管理が適正でない者の割合や，糖尿病予備群の割合が高いこと【健康】が課題であり，その課題に対するプログラムのターゲット層は，適正な体重管理が困難になる年代(男性の20〜30歳代，女性の40〜50歳代)が想定される．そこで，ステップ2では，このターゲット層の健康課題(体重管理が適正でない者の割合や，糖尿病予備群の割合が高いこと)に関わる要因を，プリシード・プロシードモデルにあてはめ，【行動とライフスタイル】【環境】【前提要因】【強化要因】【実現要因】にそれぞれを整理していく．

【集団を対象とする場合のポイント】
- 健康，QOLの課題に該当する者の割合(分布)を確認し，他の地域(集団)や，国や県の目標と比較することで，その集団において，課題となっていることを明らかにする．
- 集団で明らかになった健康，QOLの課題に該当する者の特徴(生物学的要因，行動とライフスタイル，環境，前提/強化/実現要因など)を把握し，「どのような人に」「いつ」「どこで」「どのような形で」アプローチすれば効果的に働きかけられるかを見極めること(フォーマティブ・リサーチなど)で，効果的なプログラムの立案につなげる．

一方，個人を対象とする場合，その多くは健康やQOLに課題がある者で，課題やターゲットとする人(集団を対象とする場合のステップ1)は，事前に明確になっていることが多い．そこで，栄養教育プログラムを計画する際は，健康，QOLの課題の背景にある対象者本人や周囲の人(家族，介護者など)の影響要因や，健康，QOLに対するニーズを，より具体的に把握することが求められる．栄養管理プロセスなどを参考に(➡コラム「栄養管理プロセス」)，身体計測や臨床検査(血液生化学データ)などの

参照 P.54へ

Memo

▶日常生活動作・ADL
ADL (activities of daily living)は，「日常生活を送るために最低限必要な日常的な動作」であり，これらは，基本的ADL (basic ADL：BADL)と手段的ADL (instrumental ADL：IADL)に区分される．BADLには移動，階段昇降，入浴，トイレの使用，食事，着衣，排泄など，基本的な日常生活活動度が含まれ，IADLには，買い物，食事の準備，服薬管理，金銭管理，交通機関を使っての外出など，より複雑で多くの労作が求められる活動が含まれる．高齢者が自立した生活を送るため(介護予防)においても，ADLを維持することは重要なポイントとなる．BADLの評価は，Barthel Index，Katz Index，DASC-21などの指標で，IADLの評価はロートンLawtonの尺度，老研式活動能力指標，DASC-21などの指標で行うことができる．

ステップ２：集団のターゲット層の「健康，QOLの課題に関わる要因」を明らかにする

➡（集団のターゲット層の）
- ● QOLと関連しそうな行動・ライフスタイルの特徴は？
- ● その行動・ライフスタイルと関わる影響（前提・強化・実現）要因は？

ステップ１：集団の「課題」と主に「ターゲットにする人」を明らかにする

➡● 健康・QOLで，課題となっている事項は？
- ● その課題は，特にどのような人にあてはまるものか？
※すでに明らかになっている場合や，教育プログラムの目的が決まっている場合は，ステップ２のみを実施する

〈第4段階〉 運営・政策 アセスメントと 介入調整	〈第3段階〉 教育/エコロジカルアセスメント	〈第2段階〉 疫学アセスメント	〈第1段階〉 社会アセスメント

【生物学的要因（性別・年齢・遺伝など）】
- ● 男性は主食・主菜・副菜のそろった食事頻度が低く，菓子パンの摂取量が多い
- ● 女性は芋類・果物の摂取量が多く，1日の平均歩数が少ない

- ● 男性は20〜30歳代から過体重割合が高くなる
- ● 女性は40〜50歳代で20歳代からの体重増加量（率）が大きい

【前提要因】
- ● 適正な体重管理を行うことの準備性は，「準備期」の割合が高い【行動変容の準備性】
- ● 適正な体重管理に対する重要性は高いが，「現在のライフスタイルを変えるのは難しい」と感じる者の割合が高い【態度（重要性・SE）】
- ● 体重や，栄養表示を確認する者の割合が低い【スキル】

【強化要因】
- ● 家族や同僚などに合わせた食事内容・量をとる者の割合が高い【ソーシャルネットワーク】
- ● 自分のライフスタイルに適した健康管理の情報を「十分得ている」と感じる者の割合が低い【ソーシャルサポート（情報的サポート）】

【実現要因】
- ● 県や市が食生活改善推進協議会などを中心とした，健康づくり推奨店を拡大・支援している【食環境（店舗）】

【行動とライフスタイル】
他の地域と比べ，
- ● 芋類・果物・菓子パンの摂取量が多い【食行動：食物摂取頻度】
- ● 主食・主菜・副菜をそろえた食事の頻度が低い【食行動：食事バランス】
- ● 家族や同僚など，誰かと一緒に食べる頻度は高い【食行動：共食頻度】
- ● 1日の平均歩数が6,000歩程度と少ない【運動習慣】

【健康】
他の地域と比べ，
- ● 適正体重を維持できている人の割合が低い【身体計測】
- ● 糖尿病が疑われる人（HbA1c≧6.0%）の割合が高い【罹患状況】

【QOL】
- ● 自分の中での「健康感」は，ほかの地域と同等であるが，高い者と低い者の二極化がみられる【主観的健康感】

【環境】
- ● 県内の健康づくり推奨店は外食店舗が中心で，スーパー（総菜部門など）は登録数が少ない【物理・食環境】
- ● 移動手段が車である者の割合が高い【社会環境】
- ● 親−子−孫の3世代で暮らす世帯の割合が高い【社会環境】
- ● 芋を使った煮物が多く外食・中食の味つけも甘めである【社会環境】
- ● 県や市の健康増進課が栄養士会や地元のテレビ局と連携し，番組などで食と健康に関する情報を発信している【情報環境】

SE：セルフ・エフィカシー

図3-4　集団を対象とする場合のアセスメント（例：A県における生活習慣病の一次予防）

臨床で 役立つコラム

▶▶ 栄養管理プロセス nutrition care process

特に，個人レベル（対象者の家族，介護者など関係者を含む）のアセスメントでは，栄養管理プロセス（NCP）が参考になる．NCPはアメリカ栄養士会の提案から開始された栄養管理の手法で，栄養管理システムや用語，概念について，国際的な統一が行われている．これにより，対象者に対する介入の仕方（栄養ケアなど）のみでなく，それらを提供するための「過程」についても標準化され，どのような過程（①栄養アセスメント，②栄養診断）で，どのような介入（③栄養介入，④栄養モニタリングと評価）を行うのかを，筋道を立てて整理することができる．

〈栄養アセスメント～栄養診断〉

栄養アセスメントでは，栄養に関わる問題の有無や，（問題有の場合）それがどのような／どの程度の問題か，その原因は何か，などを判断するために必要な情報（データ）収集を行う．その栄養アセスメントで収集した情報（データ）に基づき，**栄養診断**では，PES報告書（P：問題点，E：病因，S：兆候・症状）を作成し，栄養に関わる問題を明確に表現することができる．

適切なアセスメントに基づく栄養診断を行うことで，その後の栄養介入で，問題をどの程度解決（改善）できるか見極めることも可能となる．

〈栄養介入～栄養モニタリングと評価〉

栄養介入（計画・実施）は，栄養診断に基づいて進められる．

問題解決（改善）のため，特に栄養問題の原因（E：病因）に焦点をあてることに重点を置き，対象者の実態・ニーズに合わせた介入を計画する．栄養介入では，栄養診断から優先順位を決め，各種ガイドラインも参考にして目標・方策を計画するが（➡第3章B-2参照），その成功には，対象者や家族・介護者との話し合いや，多職種との連携が欠かせず，できる限り内容を共有することが求められる．

栄養モニタリングと評価は，栄養介入により目標・期待される結果が達成されたかを数値化して評価することで，アセスメントから栄養診断，栄養介入の正当性・信頼性を確認し，その改善につなげることができる．

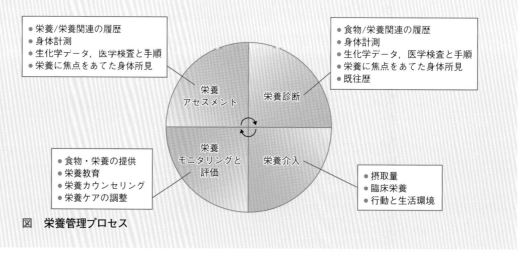

図　栄養管理プロセス

客観的なデータに加えて，患者自身が評価する主観的なデータ（主訴など）についても丁寧にアセスメントすることが大切である．

図3-5では，医療機関における栄養管理プロセスを参考に，個人をアセスメントする場合の例（B病院の個人栄養食事指導）を整理する．栄養管

【対象者】警備会社に勤務する男性(53歳). 妻と2人暮らし. 糖尿病と脂質異常症で,栄養食事指導を受けることになった.

| 栄養アセスメント(例) | 栄養診断(例) |

P:問題点
E:病因
S:兆候・症状

食物/栄養関連の履歴
● 社会人になってからは,2食/日が習慣(14,21時頃)
● ご飯は軽く2杯(300g/食)食べる
● 夜勤日は,休憩で菓子パンを1〜2個とる
● 糖尿病や脂質異常症の病態や,食事など自己管理に関する知識がほとんどない
● 治療に対する準備性は「準備期」であるが,食生活改善に対する準備性は「無関心期」である
● 体力をつけるため,エネルギー補給はしっかりしたほうが良いと考えている
● 自分自身では,健康であると感じている(主観的健康感が高い)

摂取量
P:摂取過剰/炭水化物摂取過剰
E:1食あたりの主食(ご飯)量が多い,間食(菓子パン)の習慣的な摂取がある
S:BMI≧25

身体計測
● 身長:175cm
● 体重:84.2kg
● BMI:27.5kg/m²

生化学データ,医学検査と手順
● HbA1c:6.7%
● T-Cho:240mg/dL
● LDL-Cho:155mg/dL

栄養に焦点をあてた身体所見
● 便秘気味である

臨床栄養
P:栄養関連の臨床検査値異常
E:HbA1c値,血清脂質のコントロール不良
S:HbA1c≧6.5%
　T-Cho≧220mg/dL,LDL-Cho≧120mg/dL

既往歴(※医療的・健康・家族履歴などに加え,社会的履歴を含む)
● 数年前の健診で糖尿病と脂質異常症を指摘され今回初めて受診
● 3年前に亡くなった母親が,糖尿病で人工透析を受けていた
● これまで糖尿病や脂質異常症の自己管理(食事管理など)に関する知識を得る機会がほとんどなかった
● 週に2,3回は夜勤がある
● 妻との関係は良好で,食事準備は,その大半を妻が担っている

行動と生活環境
P:食物・栄養関連の知識不足
　食事・ライフスタイル改善への心構え不足
E:主観的健康感が高い
　食事を妻に任せている
　食物・栄養関連の知識を得る機会の不足
S:食事管理に対する準備性が低い

| 「栄養介入」の方向性 |

「知識不足」による主食,間食からのエネルギー・炭水化物摂取過剰が,血糖や血清脂質のコントロール不良につながっている可能性がある.
食事管理のキーパーソンと考えられる「妻の協力(ソーシャルサポート)」を得ながら,食事管理(適量の主食・間食をとるための工夫など)の重要性や具体的な管理(実践)法について理解できるように支援していく.

図3-5　個人を対象とする場合(例:B病院における個人栄養食事指導)

理プロセスにおいて,アセスメントは適切な栄養介入につなげるための起点であり,そのための的確な「栄養診断(PES報告書の作成)」を行うために欠かせない. **図3-5**の例では,「BMI = 27.5kg/m²」【S:兆候・症状】を根拠として,「1食あたりの主食(ご飯)量が多い」や,「間食(菓子パン)の習慣的な摂取」による【E:病因】,「炭水化物摂取過剰」が課題であること【P:問題】が栄養診断の1つになる. この診断から,「主食,間食」に焦点をあてた栄養介入の方向性が見えてくる.

❸ 「どのように」実態把握(アセスメント)するか?

アセスメントする項目が整理できたところで,次は「どのように」アセス

表3-4　既存データの収集法・収集先の例

1) 専門家からの提言
● 学術集会，研究会
● 研修会
● 講演会
● 討論会

2) 各省庁／学会／協会／研究機関からの出版印刷物
● 保健統計の資料
　例) 国民(県民)健康・栄養調査，国勢調査，疾病統計(罹患率など)，学校保健統計調査，食
　　料需給表，家計調査，国民生活基礎調査，食育に関する意識調査，栄養部門実態調査
● 学会誌，学術雑誌（文献レビュー）
● 図書
● 国，専門職団体の政策，指針
　例) 健康日本21，食生活指針，食事バランスガイド，授乳・離乳の支援ガイド，食育推進
　　基本計画，専門職団体(学会など)のガイドラインや提言，刊行物
● 法規
　例) 健康増進法，食育基本法，学校保健安全法

3) インターネット
● Webページ　※上記の出版印刷物を含む
● オンライン文献検索サイト

4) 既存の記録
● 診療録(カルテ)

メントをしたらよいかを考える．アセスメントは，対象者・集団像の正確な実態把握につながる．しかし，必要以上の項目収集や，すべての項目を一から収集しようとすると，対象者側も実施者側も，時間や費用など負担が大きくなる．項目によっては，すでに資料として整理されている場合もあり，既存データで活用できるものを確認したうえで，新規で収集すべきデータを検討すると効率が良い．以下に，既存データと新規データについて整理する．

a. 既存データ

　既存データは，各自治体が実施する健康・栄養調査[行政]，栄養士会が実施する栄養部門実態調査[病院]などの統計資料や，診療録(カルテ)[病院]などの記録が該当する．既存の資料を用いることで，対象者や実施者の負担や費用の削減につながる．これらデータの収集法・収集先の例を表3-4に示す．

　既存データからは，対象者・集団の属性の特徴(生物学的要因，社会経済状況)や，主な健康・QOLの課題，行動・ライフスタイル，食・社会環境の実態・課題などを得ることができる．

b. 新規データ

　新規データは，実際にプログラムで介入したい対象者・対象集団について，既存データで不足する情報を得るために調べる．「質的調査」や「量的調査」により得ることができ，対象者・集団の実態や課題を，よりタイムリーにプログラムの目的と一致する形で把握することを可能とする．た

表3-5　質的調査と量的調査

	長所・短所	主な方法*
質的調査	【長所】 対象者の食行動変容に関わる影響（前提/強化/実現）要因に関して新たな発見（未知の要因に気づくこと）ができる 【短所】 ● 定量化できない ● 回答者が属する集団全体に結果をあてはめられない 〔留意事項（例）〕 ● 対象者の属性など特性がプログラムの対象層を代表する人であること	個人・集団面接法 個人を対象とする「個別インタビュー」や6～10人程度の対象者に話し合いをしてもらう「フォーカス・グループインタビュー」などがあり、いずれも対象者に自由に意見を出してもらう。 質的調査の主な面接法には、あらかじめ用意したインタビューガイドに従って進める「半構造化面接」と、大まかなテーマのみ設定し具体的な質問項目は用意しない「非構造化面接」がある。 半構造化面接では、出された意見に対し、より詳しく知りたい場合、話し合いの方向性は保ちつつ、質問を追加することで、把握したい情報を得ていく。一方、非構造化面接では、「～について話してください」「～についてどう思いますか」などの質問から、対象者とのやり取りのなかで研究者がテーマに対する要点などを見いだしていく。 観察法 データ収集は目的によって、研究者が専門的な立場で（例：管理栄養士として）対象者と関わりながら行う場合、対象者に影響を与えないよう完全な観察者として行う場合、その中間の場合がある。 いずれも、**観察記録（現場メモ、フィールドノートなど）**をつけ、それをデータとして起こしていく。 〔観察法により調査できる事項の例〕 ● 対象者・集団（小・中学生や患者等）の食事時間（摂取状況）や表情・発話などの観察 ● スーパーでの食物購入（入手しやすさ）状況の観察 ● 調理過程（衛生管理）の観察 ● 職場の環境調査（社員食堂のメニューや利用状況など）
量的調査	【長所】 ● 統計的手法を用いて解析可能で、回答者が所属する集団全体に結果をあてはめて考えること（一般化）ができる ● 匿名で調査できる 【短所】 ● 回答の中身を掘り下げるには限界がある ● 回答者が選択肢を選ぶ際のバイアス（社会的望ましさなど）が生じやすい 〔留意事項（例）〕 ● 回答率の低下や欠損を少なくするため、対象者の理解度に合った文章（読みやすさ）や負担とならない項目数に調整する ● 質問の順番による影響（キャリーオーバー効果）など回避できるバイアスを考慮する	質問紙法 把握したい情報を得られる項目を含む質問票を作成し、直接、郵送（留め置き）、電話、Webなどで配布し回答してもらう。 項目は主に、「はい」「いいえ」の2択や「全くそう思わない（1点）」～「とてもそう思う（4点）」のリッカートスケールなど、選択回答式質問（閉ざされた質問）を用い、数値化して客観的に評価できるようにする。 調査前に、対象者と同じ立場の人（数～数十名）を対象に事前テストを行い、回答のしやすさなどを確認することで、回答率の向上や内容の妥当性を高めることができる。

*：面接法でも、構造化面接など選択回答式の項目を設けて尋ね、回答の分布や項目間の関連性を統計的手法で検討する場合は「量的調査」に該当する。また、質問紙法でも、自由回答式などから得られた内容を整理する（カテゴリ化して、意味づけなどをしていく）場合は「質的調査」に該当する。

　とえば、面接法や観察法の質的調査からは、対象者にとって重要な健康・QOLは何か？、それに関わる行動・ライフスタイルや知識、態度、ソーシャルサポートなど影響要因は何か？ など、介入視点につながる具体的な内容を知ることができる。一方、先行研究などでそれらが明らかになっている場合でも、対象集団で、焦点をあてる行動・ライフスタイル、影響要因（前提要因・強化要因・実現要因）がどの程度普及しているか（例：朝食を毎日とる人の割合、朝食をとることの重要性を認識している人の割

表3-6　主な食事調査法

食事記録法 （秤量法・非秤量法）	対象者に記録用紙を渡し，一定期間に食べたり飲んだりしたものをすべて記録してもらう．食べる前に食物の重量をはかって記載する「秤量法」と，器の大きさなどからおおよその容量（大きさ・重量）や，栄養表示の重量を記載する「非秤量法」がある．
食事思い出し法 （24時間食事思い出し法）	面談や電話などで，対象者に一定期間の過去に食べたり飲んだりしたものを尋ね，思い出してもらう．
食物摂取頻度調査法	過去1ヵ月間や1年間など，特定の期間にどの程度の頻度でそれぞれの食物を摂取したかを推定する．妥当性の確認された質問票などを用い，自記式または他記式で回答を得る．

合）や，それらが健康・QOLの課題にどの程度／どのように関連しているか（例：朝食の摂取頻度と体格の関連）を検討したい場合，質問紙法などの量的研究が役立つ．質的調査，量的調査の概要を**表3-5**に示す．

さらに，栄養教育のプログラムでは，対象者・対象集団の「食行動」の実態を把握することも欠かせない．特に「食事内容（何を／どのくらい）」については，「**食事調査**」から必要な情報を得られる．食事調査には，個人を対象にした「**食事記録法**」「**食事思い出し法**」など質的な方法や，集団を対象とした「**食物摂取頻度調査法**」など量的な方法がある（**表3-6**）．特に，食事記録法は，実際に食べたものを情報として収集し，最も実態に近いデータを得ることができるため，食事調査の基準（ゴールドスタンダード）とされる．一方，これらは，実際の食事量を少なく評価する（過小申告）など実際の食事と誤差が生じやすいことや，数日間の短期の食事情報で日間変動や季節間変動をとらえることが難しいことから，必ずしも長期的な食事状況を反映しないことに留意が必要である．習慣的な食事状況を把握したい場合は，食物摂取頻度調査法を用いるなど，目的に合った方法を選択したい．

2 課題の抽出と目標設定

① 実態把握から課題を抽出する：重要性と実施可能性🖊

実態把握（アセスメント）を行うと，多くの場合，複数の課題が抽出されるが，すべての課題を一度に解決することは困難である．そのため，①**重要性**と②**実施可能性**の2軸を用いて課題の優先順位を検討する（**図3-6**）．

①**重要性**：多くの人々に影響を与える，緊急性が高いなど，改善するメリットが大きい．

②**実施可能性（改善可能性）**：効果や方法が科学的に示されている．既存の政策やプログラムとの関連性や継続性がある．実施するための資源が整備されている．

これらの観点に基づいて，①重要性が高く，かつ課題改善の②実施可

> **Memo**
> 優先順位の決定に用いることができる①重要性と②実施可能性の2軸は，プリシード・プロシードモデルを開発したグリーンGreenらが提唱している．

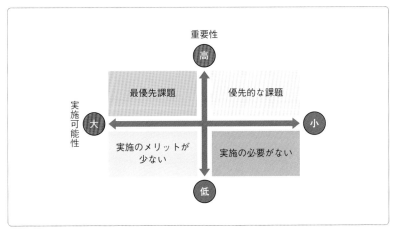

図3-6　重要性と実施可能性による優先課題の決定

能性の大きい課題を優先課題として，栄養教育計画を立てる．

② 抽出した課題から栄養教育計画の目標を設定する

a. なぜ目標を設定するのか？

　優先順位の高い課題が抽出されたら，その課題を解決するための目標を設定する．目標には，**実施目標，学習目標，行動目標，環境目標，結果目標**がある（**表3-7**）．結果（アウトカム）目標は，実施する栄養教育で最終的に達成したいゴールである．実態把握より抽出された，優先順位の高い課題の解決がゴールとなる．そのゴールに向けて，どのように教育プログラムを展開していくか具体的な指標を示すものが，学習目標，行動目標，環境目標や実施目標である．これらの目標設定を明確に行うことは，目標の達成に向けた具体的な教育プログラムを設計する際に役立つだけでなく，そのプログラムを評価する際に必要となる．

b. どのように目標を設定するのか？

　目標設定の手順は，主に集団の場合，実態把握（アセスメント）と同様に，プリシード・プロシードモデルに基づいて考えるとよい．プリシード・プロシードモデルにおける，それぞれの目標の位置づけとアセスメント結果との関連について，集団（成人期，A社社員100名）を対象とした「適正体重の維持」を目的とした栄養教育の事例とともに整理する（**図3-7**）．

　①はじめに**結果（アウトカム）目標**を設定する．結果目標はプリシード・プロシードモデルの第1段階【QOL】および第2段階【健康】と対応する．実施から評価までの期間が比較的短い教育プログラムでは，【健康】に該当する課題の解決が主な目標となる．例として，「適正体重を維持できている者の割合が全国平均（例：66%）より低い（現状値60%）」という課題が抽出された場合，「適正体重を維持できている者の割合を1年後に70%に増加させる」といった結果目標が立てられる．具体的な目標値は，「健康

表3-7　目標の種類と定義

目標の種類	定　義
実施目標	学習・行動・環境目標の達成に向けたプログラムの実施にあたって，計画どおりに実施できるように設定する，実施に関する目標
学習目標	行動目標の達成に必要な知識・スキル・態度に関する目標
行動目標	結果目標の達成に必要な行動変容に関する目標
環境目標	行動目標の達成に必要な行動変容・維持を支援する周囲の環境に関する目標
結果（アウトカム）目標	プログラムによって最終的に達成したい個人や集団の状況や状態の目標

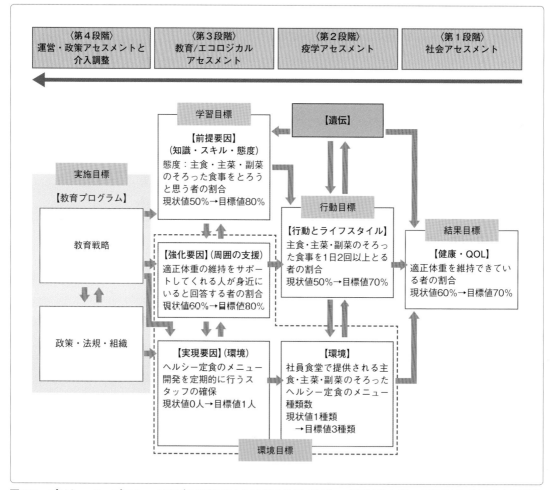

図3-7　プリシード・プロシードモデルに基づいた目標の位置づけと，集団（成人期，A社社員100名）を対象とした「適正体重の維持」の栄養教育における目標設定の事例

日本21（第二次）」や自治体の目標値などを参照するとよい．ここでは，全国平均より低い現状値を「健康日本21（第二次）」の目標値に近づけることとして結果目標を設定した．

　②**行動目標**は，第2段階【行動とライフスタイル】と対応する．行動目

標は，結果目標の達成につながる行動目標とする．たとえば，結果目標
「適正体重の維持」の達成に向けた，食行動や運動習慣などの行動につい
ての目標を設定する．具体的には，「主食・主菜・副菜のそろった食事を
1日2回以上とる者の割合（現状値50％）の目標値を70％とする」といった
目標が設定される．ここでは，結果目標と同様に，「健康日本21（第二
次）」の目標値（80％）と比較して大幅に低いことから重要性の高い課題であ
ると判断し，目標値に近づけるように設定した．

③**学習目標**は，第3段階【前提要因（知識・スキル・態度）】と対応し，
②で設定した行動目標の達成につながるよう，知識・スキル・態度の観
点から目標を設定する．知識・スキル・態度は行動変容にあらかじめ必
要となる要因である．好ましい食行動等の知識を理解することで，それら
の行動の重要性を認識し，実行する態度を養い，実行に必要なスキルを
身につけることとなる．行動目標に直結し，かつ実践しやすいものから設
定していく．例として，知識では「自分の適正体重がわかる者の割合を増
加させる」，スキルでは「主食・主菜・副菜をそろえた食事を準備するこ
とができる者の割合を増加させる」，態度では「主食・主菜・副菜のそろっ
た食事をとろうと思う者の割合を増加させる」などの目標が挙げられる．

④**環境目標**は，学習目標と同様に，行動目標の達成に必要となる．学
習目標は対象者本人に対する目標であるが，環境目標は対象者を取り巻
く周囲の人々や資源の整備に関する目標である．第2段階【環境】，第3段
階【強化要因（周囲の支援）】，【実現要因（環境）】に対応する．【環境】と【実
現要因（環境）】は合わせて考えられることもある．例として，【強化要因】
では「適正体重の維持をサポートしてくれる人が身近にいると回答する者
の割合を増加させる」，【環境】では「社員食堂で提供される主食・主菜・
副菜のそろったヘルシー定食のメニュー種類数を増加させる」などが挙げ
られる．

⑤最後に**実施目標**を設定する．これは第4段階【教育プログラム】に対
応し，教育プログラムの具体的な中身に関する計画の目標を設定する．具
体的には，実施期間や回数，教育に用いる媒体やスタッフなどの資源，
教育の学習形態などを決定しながら，目標を設定していく．例として，
1年間で社員を対象とした講座を4回実施する，教育に用いる媒体として，
リーフレットを4回作成し，講座で配布するなどが挙げられる．

c. 評価につながる目標設定のポイントは？

目標設定の際，どのようなポイントに注意すべきだろうか？目標設定は
計画するプログラムの評価をするうえで必要となるが，そのプログラムの
内容や効果を正確に測定することができるような目標の設定が求められる．

1）すべての段階で重要性と実施可能性に沿って優先課題を抽出する

優先課題の抽出で用いる2つの指標である重要性と実施可能性は，プリ

シード・プロシードモデルのいずれの段階の目標設定でも重要な観点である．結果目標だけでなく，行動目標・学習目標・環境目標を設定する際にも，プログラム全体の規模を考慮しながら，重要性と実施可能性により優先すべき目標を選択する．

2）数値目標を設定する

数値が入る目標を**数値目標**と呼ぶ．「誰の」「何を」「いつまでに」「どの程度」"減らす"または"増やす"という方向性を示す．数値目標を設定することで，目標の達成を見える形で評価することができる．設定する数値の根拠としては，保健統計資料や学術雑誌などの既存データを参考にするとよい．

3）SMARTの原則の活用

より達成しやすい目標の設定において，ポイントとなる指標に**SMARTの原則**がある．以下の視点を目標に含めることでプログラムの進捗状況をより明確にモニタリングすることができる（**表3-8**）．

表3-8　SMARTの原則

種　類	ポイント
Specific（具体性）	「誰の」「何を」といった具体的な対象を入れる．1つの目標に対して行動となる動詞は1つに限定する．
Measurable（計量性）	数値目標と同様に，「どのくらい」という測定可能な変化量を示す．
Achievable（達成可能性）	与えられた時間・期間や資源の範囲内で達成可能なものを設定する．
Realistic（実現可能性）	解決したい課題と直接的に関連し，現実的な目標を設定する．
Time-phased（期限設定）	目標達成や評価の期限を設定する．

4）評価指標と評価基準の設定

目標を設定したら，実際に評価を行う段階で必要となる**評価指標**と**評価基準**を設定しておく．**評価指標**とは，実態把握で明らかとする現状値や設定した数値目標（目標値）をどの指標で測定するかである．たとえば，適正体重を維持できている者の割合の場合の評価指標は，対象者のなかでBMIが$18.5 \sim 25\,\mathrm{kg/m^2}$の適正範囲内の者の割合と設定できる．**評価基準**とは，目標の達成度を評価するうえで，目標値にどの程度届いていたら，目標達成と評価するかという基準である．たとえば，現状値60％から目標値70％への達成度を評価する場合，70％以上＝改善，65〜70％＝改善傾向，一方で55〜60％＝悪化傾向，55％未満＝悪化のように，判定の評価基準を設定する．

臨床で 役立つコラム

▶▶ 成果指標（アウトカム）と活動指標（アウトプット）

目標設定や評価において，**成果指標（アウトカム）と活動指標（アウトプット）**を区別することが重要である．成果指標は，プログラムの結果目標，行動目標や学習目標に対する評価に相当する．たとえば，適正体重を維持できる者の割合や，主食・主菜・副菜のそろった食事をとる者の割合といったように，働きかける結果が指標となっていることがわかる．

一方で活動指標は，プログラムの実施に対する評価，すなわち実施目標の評価であり，実施者側や教育内容などの運営状況を評価するものである．実施段階の評価指標として設定する，実施回数，参加者数，参加者の満足度などが該当する．

5）栄養教育実施段階のモニタリング計画

すべての目標設定を終え，プログラムの実施段階となったら，随時プログラムの実施状況をモニタリングすることが必要である．実施目標に対する評価が主な目的であり，実施回数，参加者数，予算執行状況，参加者の満足度などが含まれる．これは形成的評価につながる．（➡第3章C）

参照 P.91 へ

3 目標達成に求められる期間
（目標を達成するための教育に必要な期間・頻度，時間などを決める）

- -

教育計画において目標が設定されると，次は，目標を実現させるための教育内容，教育期間や教育場所を設定しなければならない（場所については後述「4．場所を決める，確保する」を参照）．

参照 P.68 へ

① 予防の場合

a. 期間・頻度

栄養教育の目的は，栄養教育を通して各個人の自発的な好ましい食行動の実践と習慣化を支援し，健康状態の維持増進，QOLの向上を図ることである．予防の場合の栄養教育の長期的な目的は，現在の食物摂取や健康状態の問題点を改善し，その後の健康課題を未然に防ぐこととなる．この目的達成のために，望ましい食生活に対する動機づけ，食態度の形成，食知識の理解・定着，食スキルの習得，食行動変容と維持・定着，自己管理能力の習得などが栄養教育の目標として掲げられる．

ライフステージ全般では，それぞれの時期での健康や食の課題解決に向けた各種プログラムが展開されている．これらプログラムの期間・頻度・時間・時期などは，ライフステージ，ライフスタイル特性，目標，教育内容によりさまざまである．

個々の栄養教育では，まず教育計画中の最終的な目標である結果目標の達成にはどのくらいの評価期間が必要か検討し，次に結果目標達成につながる行動目標の定着期間の見積もり，そして，行動目標達成に必要な学習目標，環境目標を達成できるような教育内容と教育期間・頻度な

どを決定していく.

　教育期間, 教育頻度, 評価までの期間などの設定では, 特定保健指導や介護保険制度における栄養改善サービスのように, あらかじめ指定されている場合もあれば, 教育者が決定しなければならない場合もある. いずれにしても, 期間・頻度に制約があるなしにかかわらず, 対象者の健康状況, 食物摂取状況, 食行動状況を理解し, 栄養教育の目標を明確にすること(例:結果目標), 課題解決につながる具体的行動を検討し(例:行動目標), 知識やスキルの提供のみならず, 動機づけにより自発的な行動変容を促し, 新規行動定着まで支援する流れづくり(例:学習目標)と, 健康的な食生活を積み重ねられる環境づくり(例:環境目標)を含むような教育内容・期間・頻度で設定していくことが望まれる.

教育頻度・期間が指定・制限されている例:40歳から74歳に対して1年間に1回程度, もしくは3ヵ月間以上の継続的な支援を行う

　メタボリックシンドロームの割合が高い中年期の生活習慣予防対策として, 年に1回ずつ身体状況や生活習慣・食習慣状況の把握を繰り返し行う特定健康診査(特定健診)・特定保健指導制度が設けられている. 教育者は特定健診受診者を生活習慣病発症リスクの個数別に階層化し, それぞれに適した栄養教育プログラムを作成することが求められている. 階層化別に, 初回教育の1回あたりの時間・教育頻度・実績評価までの期間が提示される(**表3-9**). 情報提供では, 学習者自らの身体状況の認識と生活習慣を見直すきっかけ作りの支援が求められる. 動機づけ支援では, 自分の生活習慣の改善点, 変容すべき行動への気づき, 自ら目標設定し行動変容を開始する支援が求められる. 積極的支援では, 結果目標の設定, 結果目標に直結する具体的に実現可能な行動目標の設定, 3ヵ月以上の行動目標継続支援, そして教育後も生活習慣の改善が図られた後の行動を継続するような意識づけを含む支援が求められる. 現状の健康状態に合わせて, 教育内容, 教育期間, 教育時間を考慮し, 生活習慣病を未然に防ぐことが期待されている.

---

b.間　隔

　個々の教育プログラムを構成する各回の教育内容・教育間隔を, 理解・習得状況, 定着するまでの期間, 評価項目の評価時期などを考慮し, 検討する.

　健康関連・食関連の知識の習得には, 一過性の理解ではなく, 知識を定着させることが必要である. また, 新たに行動変容を決断し・実行後は, 維持・定着させなければならない. 新規行動を開始してから6ヵ月以

表3-9 特定健診・特定保健指導における「初回教育の1回当たりの時間」「初回から実績評価までの期間」
（文献11, 12より作成）

		初回教育		教育継続	実績評価までの期間
情報提供	年1回（健診結果の通知と同時に実施）あるいはそれ以上	●情報提供用の資料を用いて個別に説明 ●健診結果を通知する際に情報提供用の資料を併せて提供 ●職域等で日常的に情報通信技術が活用されていれば，個人用情報提供画面を利用 ●結果説明会で情報提供用の資料を配布		なし	なし
動機づけ支援	原則1回[※1]	1人当たり20分以上の個別支援（情報通信技術を活用した遠隔面接は30分以上）		なし	初回面接から実績評価を行うまでの期間は3ヵ月以上経過後[※2]（面接又は通信（電話又は電子メール，FAX，手紙等）を利用して実施）
		又は1グループ（1グループはおおむね8名以下）当たりおおむね80分以上のグループ支援			
積極的支援	原則1回[※1]	1人当たり20分以上の個別支援（情報通信技術を活用した遠隔面接は30分以上）		初回面接による支援を行い，その後，3ヵ月以上の継続的な支援を行う	初回面接から実績評価を行うまでの期間は3ヵ月経過後[※2]（面接又は通信（電話又は電子メール，FAX，手紙等）を利用して実施）
		又は1グループ（1グループはおおむね8名以下）当たりおおむね80分以上のグループ支援			

[※1]：ただし，初回面接を分割実施した場合，初回面接2回目の支援として，「1人当たり20分以上」の個別支援，「1グループ（おおむね8人以下）当たりおおむね80分」のグループ支援を行う必要はなく，対象者の健診結果や初回面接1回目の内容等に応じて実施する．分割実施を行う場合には，2回合計で1人当たり20分以上の個別支援．情報通信技術を活用した遠隔面接は，遠隔面接で使用する教材や対象者の知識や理解の度合いに応じて，おおむね30分以上．

[※2]：ただし，保険者の判断で，対象者の状況等に応じ，6ヵ月後に評価を実施することや，3ヵ月後の実績評価終了後にさらに独自のフォローアップ等もできる．

内は，不安定な時期であるとされている．したがって，行動が定着するまで最低6ヵ月は，いくつかの基礎的な学習を積み重ね，変容した行動の逆戻り防止対策を行いつつ自己管理期間を設け，その後，フォローアップ期間を設定し，学習や行動の維持・定着を図れる計画が望ましい．

　教育前後のほか，教育の機会の際に，併せて，知識，スキル，行動の定着状況・身体状況の評価も行う．評価時期は，評価項目（知識，態度，スキル，行動，体格の変化など）により，期間中に設定する．

c. 1回あたりの時間

　栄養教育は幅広い年齢層を対象とする．ライフステージにより特性や所属する組織も変化するため，1回あたりの教育時間も考慮しなければならない．保育園・幼稚園などでは，集中力が持続する時間を考慮し設定する．小学校・中学校・高校の授業時間，給食時間中に設定すれば，おのずと時間は決定する．成人期・高齢期・妊娠期など一般向けの場合は，教育内容や教育形態，すなわち講義か，討議か，調理実習を含むかにより決定するとよい．

d. 時期・時間帯

　栄養教育への参加率や参加頻度を高めるためには，ライフステージ，ライフスタイルの特性のほか，生活状況や地域の状況を加味し，「どの季

節」「平日か週末か」「午前・午後・夜間のいずれか」など，教育時期や時間帯も細かく決定する．学習者のゆとりのある時間帯に設定すると参加しやすい．たとえば，勤労者は平日夜や土日であればゆとりがあるが，決算期や期末は忙しい．高齢者は平日でも通院などで時間が制限されることがあるため，地域の病院の診療時間外は比較的ゆとりがある．子育て中の主婦は子どもが幼稚園や学校に通う昼間の時間に都合をつけやすい．また，日時を固定されるよりいくつかの選択肢があるほうが参加しやすい．

❷ 治療の場合

a.期間・頻度

治療のための栄養教育の目的は，疾病の治癒，疾病の進行・悪化防止，QOLの向上を目指し，医師から指示される栄養量に対応する食品摂取・食生活について，患者が自発的に自己管理できるように支援することである．治療のための栄養教育では，患者（もしくはキーパーソンなども含まれる）の食事療法に関する動機づけ，態度形成，食知識の理解・定着，スキルの習得，行動変容・維持・定着，食環境づくりなど，総合的に支援することが目標となる．

入院栄養食事指導・外来栄養食事指導・在宅患者訪問栄養食事指導において，診療報酬算定要件（**表3-10**）の対象には厚生労働大臣が定める特別食（**表3-11**）を必要とする患者のほか，摂食機能または嚥下機能が低下した患者，低栄養状態の患者，がん患者が含まれる．診療報酬算定要件において，教育頻度，1回あたりの時間が定められている．医師からの指示は，熱量・熱量構成，たんぱく質，脂質その他の栄養素の量，病態に応じた食事の形態などにより指示される．したがって，教育内容は患者の生活状況に合わせて，食行動はもとより栄養素レベル・食品レベル・料理レベルすべて含むことから，幅広く習得する必要があり時間を要する．しかしながら，緊急性・効果の高さ，生活状況・価値観などの実現可能性にも配慮しつつ，自己管理の能力の習得までできる限り最短の期間・頻度で行うことが望まれる．

一方で，クリニカルパスのように，診療計画のなかに栄養教育の内容，日時，頻度，時間が埋め込まれていることもある．

1）入院時指導

入院中は，診療報酬算定要件を勘案すると，個別2回（入院時と退院時），集団月1回程度行うことができる（**表3-10**）．

退院時栄養指導は，退院時に1回行う．退院時は，家族のサポートを受けられるよう，学習者として，本人のみならず調理担当者にも行うのがよい．退院後も，治療食のような栄養素摂取の条件を満たす食事にするためには，対象者の生活状況に配慮しつつ，栄養素・食品・食品群レベルで行い，食品の購入から献立作成，調理まで，食品選択スキル，献立

表3-10 診療報酬算定要件（2020（令和2）年度）（文献13-15より作成）

	対象者	教育頻度	1回当たりの教育時間
入院栄養食事指導	● 厚生労働大臣が定める特別食[*1]を医師が必要と認めた患者	入院中2回まで（週1回）	初回は概ね30分以上，2回目以降は概ね20分以上
外来栄養食事指導（対面）	● がん患者 ● 摂食機能又は嚥下機能が低下した患者 ● 低栄養状態にある患者	月1回（初回の指導を行った月にあっては月2回）	初回は概ね30分以上，2回目以降は概ね20分以上
外来栄養食事指導（情報通信機器を用いた場合）		月1回（初回は対面．2回目以降）	概ね20分以上
外来栄養食事指導（対面）	外来化学療法を実施している悪性腫瘍の患者	月1回（月2回以上の指導をした場合に限り2回目に算定）	（指導時間は記載なし）
在宅患者訪問栄養食事指導	● 在宅での療養を行っている患者で厚生労働大臣が定める特別食[*1]を医師が必要と認めた患者 ● がん患者 ● 摂食機能又は嚥下機能が低下した患者 ● 低栄養状態にある患者	月2回	30分以上
集団栄養食事指導	厚生労働大臣が定める特別食[*1]を医師が必要と認めた複数の患者	月1回（入院期間が2ヵ月を超える場合でも，入院期間中2回が限度）	1回の指導時間は40分超（1回の指導における患者の人数は15人以下）

[*1]：表3-11に記載の特別食

表3-11 「厚生労働大臣が定める特別食」と「外来・入院栄養食事指導・在宅患者訪問栄養食事指導に関わるその他の特別食」（文献16,14より作成）

厚生労働大臣が定める特別食	腎臓食，肝臓食，糖尿食，胃潰瘍食，貧血食，膵臓食，脂質異常症食，痛風食，てんかん食，フェニールケトン尿症食，楓糖尿症食，ホモシスチン尿症食，尿素サイクル異常症食，メチルマロン酸血症食，プロピオン酸血症食，極長鎖アシルCoA脱水素酵素欠損症食，糖原病食，ガラクトース血症食，治療乳，無菌食，小児食物アレルギー食（外来栄養食事指導料及び入院栄養食事指導料に限る），特別な場合の検査食（単なる流動食及び軟食を除く）
上記以外に含まれる特別食	心臓疾患及び妊娠高血圧症候群等の患者に対する減塩食，十二指腸潰瘍の患者に対する潰瘍食，侵襲の大きな消化管手術後の患者に対する潰瘍食，クローン病及び潰瘍性大腸炎等により腸管の機能が低下している患者に対する低残渣食，高度肥満症（肥満度が＋40％以上又はBMIが30以上）の患者に対する治療食並びにてんかん食（難治性てんかん（外傷性のものを含む），グルコーストランスポーター1欠損症又はミトコンドリア脳筋症の患者に対する治療食であって，グルコースに代わりケトン体を熱量源として供給することを目的に炭水化物量の制限と脂質量の増加が厳格に行われたものに限る）を含む．ただし，高血圧症の患者に対する減塩食（塩分の総量が6g未満のものに限る）及び小児食物アレルギー患者（食物アレルギー検査の結果（他の保険医療機関から提供を受けた食物アレルギー検査の結果を含む），食物アレルギーを持つことが明らかな9歳未満の小児に限る）に対する小児食物アレルギー食については，入院時食事療養（Ⅰ）又は入院時生活療養（Ⅰ）の特別食加算の場合と異なり，特別食に含まれる．なお，妊娠高血圧症候群の患者に対する減塩食は，日本高血圧学会，日本妊娠高血圧学会等の基準に準じていること．

作成スキル，調理スキルの習得につながる内容で行う．必要に応じ治療食の宅配・外食の選び方なども教育する．退院後は食事療法が長期間に及ぶことでQOLの低下につながっていないかも注意を要する．退院後のフォローを他院で行う場合は，「栄養指導サマリー」を対象となる医療機関に渡すことが望まれる．

2) 外来時指導

外来指導は，保険診療制度の栄養指導料算定要件は，月1回とされている（初回の指導を行った月にあっては月2回）(**表3-10**).

b. 間　隔

食事療法を開始した患者は，行動修正を行うことで検査値や体格に望ましい変化が実感できると，食生活への関心が高まる．初期段階には，自発的に行動変容へ前進することを期待し，栄養教育の間隔を短めに設定し，頻回に教育を行うとよい．態度形成，基礎的な食知識・スキルの習得，行動変容への促しなどから開始し，行動修正・維持状況により徐々に間隔をあけて自立期間を設ける．修正した行動が維持されていれば，さらに間隔をあけ，定着を図ることが望まれる．

c. 1回あたりの時間

入院・外来栄養指導とも，診療報酬算定要件は，1回あたりの時間での初回はおおむね30分以上，2回目以降はおおむね20分以上である(**表3-10**).

個別の初回栄養教育では，24時間思い出し法や食物摂取頻度調査などによる食事調査を含むアセスメント，問題点と課題抽出，病態と食事との関連の説明，食事療法の態度形成，患者の意思決定から行動目標宣言・決定，行動に直結する具体的な食関連知識・スキルの習得，セルフモニタリング指示などに時間を要する．

4 場所を決める，確保する

プログラム期間中のすべての場所と設備を確保したうえで栄養教育をスタートさせる．

① 実施場所

学習者のライフステージが変わると，所属する組織も異なるため，栄養教育の場も変化する．学習者の栄養課題の特徴のほか，生活拠点，所属する組織を参考に場所を選定する．たとえば，地域レベルでは，各自治体の保健所，保健センターなどでライフステージ全般に対する栄養教育が展開されている．組織レベルでは，乳児期・幼児期であれば保育園・幼稚園，学童期・思春期であれば小・中・高等学校，成人期であれば職場，傷病者であれば病院・クリニックなど，どのような場所が学習者にとって継続して参加しやすいか検討する．

② 部屋の確保

次は，学習内容，学習形態，学習者の人数に応じた適切な部屋を決め，確保する．

個別学習では，多くの個人情報を取り扱うと同時に，表面上の食物摂取だけではなく，心理的側面に対しても働きかけを行わなければならない．プライバシーが保護でき，心を開いてありのままを語れる環境を整えなけ

ればならない．したがって，落ち着いて相談ができるような個室が望ましい．教育者と学習者の座る位置は，対面ではなく斜めにするなど，座席にも配慮する．個室が準備できない場合は，衝立で仕切り，椅子の配置を工夫するなど，できる限り配慮を行い，話しやすい環境を作る．1つの個室を医師，管理栄養士，他の医療従事者などで日替わりで共用する場合も多いため，教育媒体はファイルなどに整理し，持ち運びができるようにしておくとよい．

一斉学習の場合，想定される参加人数によって，どのくらいの部屋の大きさが最適かを考え，収容人数に合った部屋の確保が必要である．講義形式では，机や椅子が，何人分まで収容可能か，座談会や6-6式討議法などでは，人数分が収容でき，椅子で円形が作れるスペースがとれるかどうかが目安となる．調理スキルの習得を目指すのであれば，組織レベルでは，学校以外だと調理室が学習者の関連する施設に併設されているケースが少ないため，近隣の地域センターなどの調理施設の空き状況を確認し，確保しなければならない．

③ 機材など設備の準備

学習形態・学習内容に応じ，学習者が集中・満足して教育を受けることができるように，必要な設備や機器を準備する．講義形式であれば，椅子は最低限必要である．多人数になれば，マイク，スクリーン，プロジェクター，パソコンなども必要になる．一人ひとりにテーブルや机が準備できる場所であれば，メモも取りやすい．会議室のように，すでに机や椅子が備えつけの場合は，学習しやすいように配置を変えるだけでよいが，備えつけの設備や機器がない場合は，椅子，テーブル，パソコンやスクリーンなど別途レンタルすることも検討しなければならない．体験型学習で調理を行う場合には，調理器具や食器なども準備する．

5 教材を選ぶ

栄養教育の計画を立てる際には，教育目標を達成するために，学習者への媒体として最も適した**教材**を選び，準備しておく必要がある．管理栄養士は，リーフレットなどの媒体を作成することに力を注ぎがちだが，学校や病院，施設における給食や，スーパーでの食材購入など，日常生活のなかで触れる食品や料理自体が，生きた教材として**実物教育**📎の役割を果たしていることを忘れてはいけない．そのため教育計画のなかには，学習者が日常的な食生活からどのようなことを学び，何を得てほしいのかを伝える機会を設けるとよい．

一方，既存のデータや資料を栄養教育のなかで効果的に利用できれば，学習者の理解を助け，知識の定着に役立ち，能力の向上につなげることができる．ただし，既存の教材は一般的な課題を取り扱っているものが多

Memo
▶実物教育
具体的な事物や現象を学習者に示し，観察や実験をさせて学ばせる教育法．

表3-12　国民健康・栄養調査の結果公表について

調査実施時期	インターネット公表*	刊行物発行
毎年11月 例)令和2年11月	およそ1年後 令和3年11月	翌年度3月 令和4年3月

*：インターネット公開場所
国民健康・栄養調査(2003年〜)：厚生労働省ウェブサイト(https://www.mhlw.go.jp/bunya/kenkou/kenkou_eiyou_chousa.html〔2020年10月閲覧〕)
国民栄養調査(1947〜2002年)：独立行政法人国立健康・栄養研究所ウェブサイト(https://www.nibiohn.go.jp/eiken/chosa/kokumin_eiyou/index.html〔2020年10月閲覧〕)(「国民栄養の現状」として)

いため，個人の問題や特殊な対応を要する学習者については，その利用が適当か判断する必要があり，さらに個人の能力や置かれている状況に応じて，内容や表現を工夫して用いる．

❶ アセスメント結果の利用，実態把握

a.国民健康・栄養調査結果

国民健康・栄養調査は，健康増進法に基づき，国民の身体の状況，栄養摂取量および生活習慣の状況を明らかにし，国民の健康の増進の総合的な推進を図るための基礎資料を得ることを目的として，毎年実施されている．調査の歴史は長く，1952年(昭和27年)より栄養改善法に規定された「国民栄養調査」として，2003年(平成15年)からは現在の名称で実施されており，その結果はすべて公表されている(**表3-12**)．そのため，栄養教育では，学習者の特性や目的により，これら長年のデータのなかから必要なものを選択し，適した方法で提示できれば，学習者に栄養教育に関連する情報を与え，問題提起する材料となる．**表3-13**に栄養教育においてどのように国民健康・栄養調査の結果を利用すべきか，データの選択方法の例と利用時の目的例を示した．利用の具体例にあるように，時期や年齢，性別を考慮すれば，さまざまなデータの示し方が可能となる．

b.学習者に対するアセスメント結果

課題の抽出および目標設定のために行った学習者に対するアセスメントは，その結果を学習者に伝えると教育効果が高まる．特に，アセスメントのなかでも数日間の食事調査など学習者の負担が大きかったものについては，結果を詳細に説明することで学習者との信頼関係の構築につながり，その先に続く栄養教育を円滑に進めるきっかけとなる．

図3-8にアセスメント結果の示し方とその効果について具体的に記した．アセスメント結果を示す効果として，学習者側では，自ら問題に気づく，学習目標を決定できる，目標達成に向けてやる気が高まるなどが挙げられる．一方，管理栄養士としては，学習者に問題点を指摘する根拠となる，学習者の主体性を高める材料となる，などの利点がある．

アセスメント結果の示し方は，**図3-8**の例のとおり，集団に対しては平

表3-13　栄養教育における国民健康・栄養調査の結果利用

	データの選択例	利用時の目的例	利用の具体例
時期	最新のデータを示す	● 学習者に現在の問題について気づかせる ● 学習者が現在の課題を抽出する	● 成人男性に食塩摂取量を示す ● 思春期の女子における鉄の摂取量が不足していることを示す
	過去のデータを示す	● あるポイントの時代的背景を踏まえて問題を振り返る ● 人生のバックグラウンドとして過去を振り返る	● 災害があった年の野菜摂取量を示す ● 40歳女性が20歳だったころの牛乳摂取量を示す
	年次推移を示す	● 歴史的背景と併せて問題を明らかにする ● 人生のバックグラウンドとして過去を振り返る	● 戦後のエネルギー産生栄養素バランスの推移を示す ● 高齢者に対して40年前からの肉類摂取量を振り返る
性別	男女別に示す	● 性別による違いを明らかにして伝える	● やせ願望に関する結果を男女別に示す
年齢	年代別に示す	● 学習者に自身の年齢の特徴を理解させる ● 学習者に将来起こりうる問題点を想像させる	● 20代女性に年代別朝食欠食率の結果を示す ● 20代男性に年代別肥満者数に関する結果を示す

図3-8　栄養教育におけるアセスメント結果の示し方とその効果

均値を示すだけでなく，対象集団のデータを散布図で示したり，既存のデータと比較したり工夫があるとわかりやすい．しかしながら，集団に対してアセスメント結果を示す際は，個人の結果が明らかとならないよう，一人ひとりのデータの取り扱いには十分な注意を要する．一方，個人に対しては，生化学検査結果を診断基準と併せて提示することは当然ながら，食事調査や身体計測の結果を適正エネルギーおよび適正栄養素摂取量と比較して表示するなど，設定した目標を達成するのに必要な情報を選び，工夫して学習者に伝えると効果的である．その際，印刷物などを用いる場合は，学習者の誤解を招く表現などに注意が必要である．

❷ 目標栄養素等摂取量

a. 食事摂取基準

　日本人の食事摂取基準✎は，健康増進法に基づき，健康な個人および集団を対象として，国民の健康の保持・増進，生活習慣病の予防のため

> **Memo**
> ▶ 日本人の食事摂取基準（2020年版）の活用
> 総論のなかに「目的に応じた活用上の留意点」が掲載されている．個人および集団の食事改善を目的とした活用に際して，基本的概念や留意すべきことが示されている．栄養教育に食事摂取基準を活用する際は，該当部分を理解しておくべきである．

に参照するエネルギーおよび栄養素の摂取量の基準を示すものである．使用期間は5年間とされており，医学や栄養学の進歩に基づいた科学的根拠の確認と行政施策の方向性を踏まえて5年ごとに見直しが行われている．そのため，管理栄養士はその都度，最新の食事摂取基準についてこれまでと比べてどこが改訂されたのか，目的と内容を確認して活用すべきである．

　日本人の食事摂取基準を栄養教育に活用するにあたっては，その内容を適切に理解し，うまく使いこなす必要がある．そのためには，学習者のアセスメント結果に基づき，限定された数値に振り回されることなく，ある程度の幅をもって適正を判断し，適した栄養目標量を決定すればよい．ここで決定した個人の栄養目標量は，管理栄養士の裁量で，食事計画，食事提供はもちろんのこと，食事摂取状況の評価指標となり，栄養教育の際に学習者へフィードバックする資料として利用できる．学習者としても，エネルギーや栄養素について摂取目標となる数値が明確であれば，食生活改善に取り組みやすい．

b.疾患別食事療法の治療ガイドライン

　日本では，**科学的根拠に基づいた医療**evidence-based medicine（**EBM**）を医療スタッフが共有するために，さまざまな疾患の治療についてガイドラインが作成されており，治療として食事療法の効果が明らかな場合は，その具体的方法などが公表されている．そこで管理栄養士は，対象となる学習者が診断された病態についてガイドラインを把握したうえで食事療法を行う．しかし，学習者にただガイドラインをそのまま当てはめるのではなく，アセスメント結果をもとに個別に対応し，活用する必要がある．また，ガイドラインには適正エネルギー摂取量やその算出式，各栄養素の指示量などが示されているが，これを栄養素レベルのまま伝えるのではなく，実際に学習者が摂取する食品や食事に展開して栄養教育を行わなければ，学習者の食行動にはつながらない．つまり，治療のために何をどれだけ食べたらよいのか，これを学習者が理解し，日々の食生活で実践できるようにすることがガイドライン利用の目的となる．そのためにも，各疾患について診療ガイドライン，治療ガイドラインについて学び，臨床の現場で展開する方法を常に検討しておくべきである．さらには，診断基準，薬物療法や運動療法など，ほかの治療方法などにも精通したうえで食事療法に取り組む姿勢が望まれる．

臨床で 役立つコラム ✏

▶▶ 診療ガイドラインの意義を理解する

　現在日本における診療ガイドラインは，公益財団法人日本医療機能評価機構が運営する医療情報サービス「Minds（マインズ）」で公開されている『Minds診療ガイドライン作成マニュアル』[22]に準じて作成されることが推奨されている．そのなかで診療ガイドラインとは，「診療上の重要度の高い医療行為について，エビデンスのシステマティックレビューとその総体評価，益と害のバランスなどを考量して，患者と医療者の意思決定を支援するために最適と考えられる推奨を提示する文書」と定義されている．実際のガイドラインは，臨床課題（クリニカルクエスチョンclinical question〈CQ〉）と推奨文で示されていることが多い．たとえば，『糖尿病診療ガイドライン2019』[23]では，「糖尿病腎症にたんぱく質の摂取制限は有効か？」というCQに対して，「顕性腎症期以降において糖尿病腎症の進行抑制に対してたんぱく質制限は有効である可能性があるが，臨床的エビデンスは十分でない」というステートメントが示されている．これに対し，臨床現場の管理栄養士は，目の前にいる患者についてどのような食事療法を提案するのか，十分にガイドラインを理解したうえでアセスメント結果を評価できる能力が求められている．

❸ 食品に含まれる栄養素等の量と特徴

a. 日本食品標準成分表

　日本食品標準成分表は，1950年（昭和25年）に初めて公表されて以降，食品に含まれる栄養成分に関する基礎データとして医療，給食，教育・研究，行政など多くの機関で利用されている．栄養教育の場では，食事調査の結果を算出する，学習者に適した料理を提案する際に栄養価を計算するなど，利用機会は多く，その方法も書籍やパソコン用ソフトなど管理栄養士のニーズに合わせて多岐にわたる．一方，栄養学を学んでいない者にとって成分表の内容は複雑なため，栄養教育の際，学習者に成分表の利用を教育するのは困難である．そこで，日本食品標準成分表を公表している文部科学省では，「食品成分データベース」[25]というサイトを運営し，国民が広く無料で利用できるようにしている（図3-9）．このサイトでは，ある栄養素を多く含む食品を検索することなどが可能であり，学習者の利用も容易である．また，管理栄養士としても，検索結果をコピーすれば表計算ソフトへそのまま貼りつけて図表化することも可能なため，資料作成に利用できる．いずれにせよ，利用にあたっては，成分表に掲載された数値の精度と限界について理解しておかなければならない．

b. 食品表示，栄養成分表示

　栄養教育において，学習者に食品表示や栄養成分表示について教育することは，学習者が自分に適した食品を選択するため，また，安全に食べるために重要な意味をもつ．

　食品表示に関しては，消費者の"食品を摂取する際の安全性の確保"と"自主的かつ合理的な食品の選択の機会の確保"を目的として，2015年（平

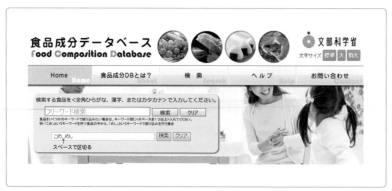

図3-9　文部科学省運営「食品成分データベース」ウェブサイト

表3-14　食品表示に関する教育内容の例（加工食品の場合）

食品表示の内容	教育の内容
原材料名	食品に使用したすべての原材料と添加物が区別して表示されている ＊それぞれ重量割合の多いものから順に記載されている
賞味期限・消費期限	賞味期限（おいしく食べることができる期限）と消費期限（期限を過ぎたら食べないほうがよい期限）の違い
アレルギー表示	表示が義務づけられている：特定原材料7品目（えび，かに，卵，乳，小麦，そば，落花生） 表示が推奨されている：特定原材料に準ずるもの21品目 ＊原材料ごとにアレルゲンを個別表示（例：ショートニング（牛肉を含む））

表3-15　栄養成分表示に関する教育内容の例

栄養成分表示の内容	教育の内容
栄養表示できる栄養成分等	義務表示：熱量（エネルギー），たんぱく質，脂質，炭水化物，食塩相当量 任意表示：（推奨）飽和脂肪酸，食物繊維 　　　　　（その他）糖質，糖類，コレステロール，n-3系脂肪酸，n-6系脂肪酸，ビタミン類，ミネラル類
栄養強調表示	絶対表示：高い，含む，低い，含まない 相対表示：強化された旨，低減された旨
無添加強調表示	糖類無添加，ナトリウム塩無添加
含有量「0（ゼロ）」の表示	栄養成分量と熱量を0（ゼロ）とすることができる規定
トランス脂肪酸の表示	トランス脂肪酸の任意表示について，表示方法

　成27年）に**食品表示法**が施行され，消費者等に販売されるすべての食品に食品表示が義務づけられた．また，食品表示の具体的なルールは，**食品表示基準**（平成27年内閣府令第10号）に定められている．そこで**表3-14**に加工食品を例に挙げてみたが，管理栄養士には食品表示の項目とその詳細について伝える役割がある．

　さらに食品表示基準では，食生活を通して健康の維持・増進を図りたいという消費者の需要に応え，食品への栄養成分表示のルールが定められ，加工食品については栄養成分表示が義務化された．**表3-15**に栄養成分表示に関する教育内容の例をいくつか挙げた．たとえば学習者の目標が

臨床で 役立つコラム

▶▶特別用途食品・保健機能食品

　現在，健康や栄養に関する情報は多様化し，それに伴い，ある栄養素，栄養成分，その効果を強調した食品が流通し，消費者か簡便に購入できるようになった．しかし，残念ながらすべての食品が消費者が期待している効果を本当にもち合わせているわけではない．そこで日本では，下図に示したような食品について基準を設け，表示できる栄養成分や強調表示，規格基準を明確化し，誇大表示を禁止したうえで販売するよう求めている．管理栄養士は，日々，新商品が発売されるなかで，できるだけ多くの食品に関する情報をもち，これらの食品が目の前の学習者にとって安全なのか，効果的なのか，必要がないのか，常に判断できるよう準備をしておかなければならない．

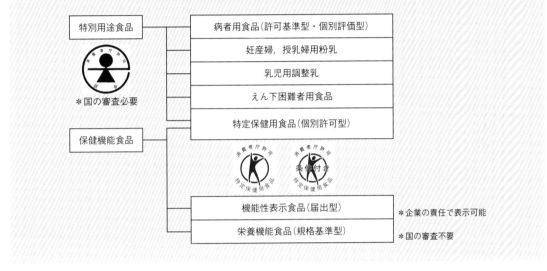

体重の増減ならば，「熱量」や「含有量0(ゼロ)」の栄養表示に関する情報は，食品を選択するうえで参考になるだろう．

　以上より，栄養教育の計画を立案する段階では，学習者が食品の選択をするための有効な情報入手の手段として，食品購入時に食品表示，栄養成分表示を「見る」ことを習慣化させるような教育内容を組み込む必要があると考えられる．

c.食品群

　栄養教育では，学習者に栄養素を不足なく摂取してもらうために，多様な食品を組み合わせて食べるように教育する．その際に提示するのが食品群であり，学習者には，毎食でグループの異なる食品を適切に組み合わせて食べることを教育する．

　食品群は特定の栄養素を多く含有する食品を分類したものだが，表3-16に示したような分け方がある．これらは対象の特性に合わせて使用するのが望ましい．なお，学校教育では，小・中学校の家庭科教科書には「三色食品群」「6つの基礎食品群」が，高等学校の家庭科教科書には

表3-16　食品群の分け方

食品成分表	6つの基礎食品群		三色食品群
肉類	1群	肉	赤色 （主に体を作るもとになる食品）
卵類		卵	
豆類		大豆	
魚介類	2群	魚	
		小魚	
牛乳		牛乳・乳製品	
その他の乳製品			
藻類		海藻	
野菜類	3群	緑黄色野菜	緑色 （主に体の調子を整える食品）
	4群	その他の野菜	
きのこ類			
果実類		果物	
穀類	5群	穀類	黄色 （主にエネルギーのもとになる食品）
芋およびでんぷん類		芋類	
砂糖・甘味料類		砂糖	
菓子類			
油脂類	6群	油脂	
種実類			
し好飲料類			
調味料及び香辛料類			
調理加工食品類			

「香川式四群点数法」が掲載されている.

d. フードモデル，料理カード

　フードモデルは，いろいろな食品について，合成樹脂などを材料に，色や形，大きさ，重量など実物と同様に作られた立体の食品模型である（**図3-10**）．栄養教育では，食品の組み合わせを確認したいとき，摂取量を把握したいときなどに用いる．一方，料理カードは，料理の写真が厚紙に印刷されたものであり，料理の組み合わせを教育テーマにしたいとき，料理の量や材料を確認したいときなど，栄養教育の多くの場面で利用できる（**図3-11**）．特に，料理カードの裏にその料理に使われている食材の重量やレシピ，栄養価が記載されていれば，使用用途はさらに広がる．

　現在，市販されている製品には，料理のフードモデルや食材カードなどもあり，教育内容に合わせて使いこなせるとよいが，いずれにせよ，管理栄養士が提示するだけにとどめず，学習者に触れさせ，考えさせる材料とすることで教育効果の向上が期待できる．

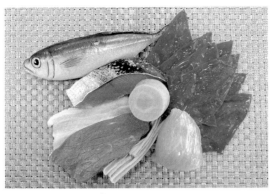

図3-10　フードモデル

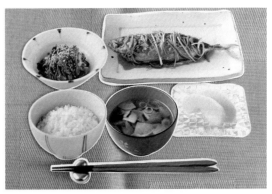

図3-11　料理カード

❹ 食べ方

a.食生活指針

食生活指針は，国民の健康増進，生活の質quality of life（QOL）の向上および食料の安定供給の確保を図るために，日々の生活のなかでどのようなことに注意し，どのように食べたらよいかなどが，食生活改善のための具体的な行動として表されたものである．2000年（平成12年）に厚生労働省，文部科学省，農林水産省の三省共同でまとめられ，2016年（平成28年）に一部改訂が行われた．

表3-17のとおり，食生活指針10項目と，それに付随して食生活指針の実践のための目標が示されている．栄養教育では，学習者のライフステージや教育の場（学校，企業，地域など），健康状態などを考慮して重きを

臨床で 役立つコラム

▶▶ 運動指針，休養指針

健康日本21（第二次）では，生活習慣に関する目標として，栄養・食生活の面だけでなく，身体活動・運動および休養の面でも数値目標が掲げられている．そこで，管理栄養士が健康教育を実施するにあたり，食生活指針と併せて理解しておきたいのが「運動指針」と「休養指針」である．

1）運動指針

「健康づくりのための身体活動基準2013」が策定されており，身体活動の増加により生活習慣病を予防できるだけでなく，ロコモティブシンドロームや認知症，がんのリスクを低減できることが明確に示されている．また，国民の身体活動の増加のために，

運動しやすいまちづくりなど環境整備に取り組むことも目標となっている．この基準と同時に「健康づくりのための身体活動指針（アクティブガイド）」が公表され，具体的に運動に取り組むためのツールとして利用できる．

2）休養指針

「健康づくりのための休養指針」として1994年に発表されている．さらに，健康日本21（第二次）で睡眠に関する目標が掲げられたことから，国民が充実した睡眠を確保する手立てとして「健康づくりのための睡眠指針」が2014年に公表された．

表3-17　食生活指針

食生活指針	食生活指針の実践
食事を楽しみましょう.	● 毎日の食事で, 健康寿命をのばしましょう. ● おいしい食事を, 味わいながらゆっくりよく噛んで食べましょう. ● 家族の団らんや人との交流を大切に, また, 食事づくりに参加しましょう.
1日の食事のリズムから, 健やかな生活リズムを.	● 朝食で, いきいきした1日を始めましょう. ● 夜食や間食はとりすぎないようにしましょう. ● 飲酒はほどほどにしましょう.
適度な運動とバランスのよい食事で, 適正体重の維持を.	● 普段から体重を量り, 食事量に気をつけましょう. ● 普段から意識して身体を動かすようにしましょう. ● 無理な減量はやめましょう. ● 特に若年女性のやせ, 高齢者の低栄養にも気をつけましょう.
主食, 主菜, 副菜を基本に, 食事のバランスを.	● 多様な食品を組み合わせましょう. ● 調理方法が偏らないようにしましょう. ● 手作りと外食や加工食品・調理食品を上手に組み合わせましょう.
ごはんなどの穀類をしっかりと.	● 穀類を毎食とって, 糖質からのエネルギー摂取を適正に保ちましょう. ● 日本の気候・風土に適している米などの穀類を利用しましょう.
野菜・果物, 牛乳・乳製品, 豆類, 魚なども組み合わせて.	● たっぷり野菜と毎日の果物で, ビタミン, ミネラル, 食物繊維をとりましょう. ● 牛乳・乳製品, 緑黄色野菜, 豆類, 小魚などで, カルシウムを十分にとりましょう.
食塩は控えめに, 脂肪は質と量を考えて.	● 食塩の多い食品や料理を控えめにしましょう. 食塩摂取量の目標値は, 男性で1日8g未満, 女性で7g未満とされています. ● 動物, 植物, 魚由来の脂肪をバランスよくとりましょう. ● 栄養成分表示を見て, 食品や外食を選ぶ習慣を身につけましょう.
日本の食文化や地域の産物を活かし, 郷土の味の継承を.	● 「和食」をはじめとした日本の食文化を大切にして, 日々の食生活に活かしましょう. ● 地域の産物や旬の素材を使うとともに, 行事食を取り入れながら, 自然の恵みや四季の変化を楽しみましょう. ● 食材に関する知識や調理技術を身につけましょう. ● 地域や家庭で受け継がれてきた料理や作法を伝えていきましょう.
食料資源を大切に, 無駄や廃棄の少ない食生活を.	● まだ食べられるのに廃棄されている食品ロスを減らしましょう. ● 調理や保存を上手にして, 食べ残しのない適量を心がけましょう. ● 賞味期限や消費期限を考えて利用しましょう.
「食」に関する理解を深め, 食生活を見直してみましょう.	● 子供のころから, 食生活を大切にしましょう. ● 家庭や学校, 地域で, 食品の安全性を含めた「食」に関する知識や理解を深め, 望ましい習慣を身につけましょう. ● 家族や仲間と, 食生活を考えたり, 話し合ったりしてみましょう. ● 自分たちの健康目標をつくり, よりよい食生活を目指しましょう.

（文部省（現文部科学省）決定, 厚生省（現厚生労働省）決定, 農林水産省決定, 平成28年6月一部改正）

置く項目を選定し, 目標を達成するための方法を計画すれば, 学習者は自然と食生活指針の実現に向けて取り組むことになる.

b.食事バランスガイド

　食生活指針を実際の食行動として結びつけるために,「何を」「どれだけ」食べたらよいかを示したものが**食事バランスガイド**（厚生労働省, 農林水産省, 2005年）である. 日本の伝統的玩具であるコマを用いて, 5つの料理区分と水分, 身体活動についてバランスよく実践する必要性が表されている（**図3-12**）.

　栄養教育では, 学習者の年齢, 性別, 身体活動レベルに合わせて摂取すべき適量を提示し, 各料理区分が適量食べられているかどうか, 食事

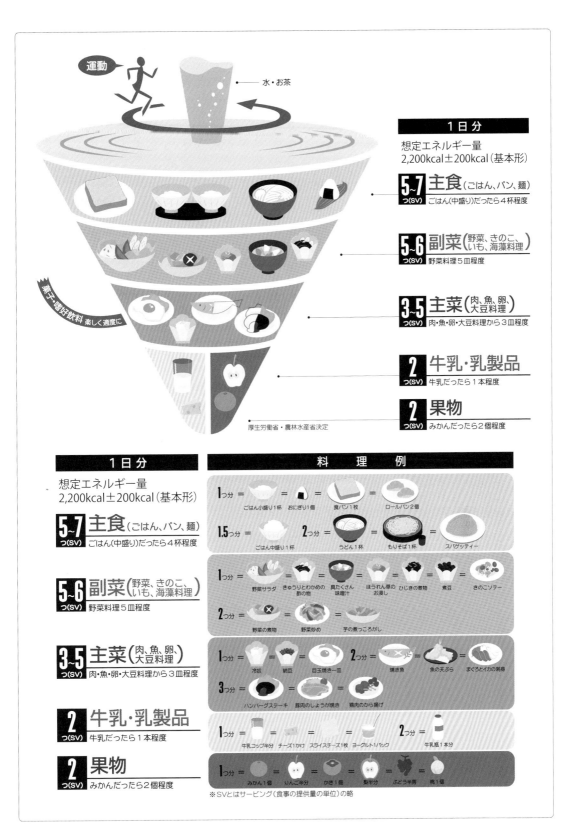

図3-12　食事バランスガイド（文献31より）

のバランスの確認に用いることができる．また，コマの上のほうに示された料理区分「主食」や「副菜」は，日常的に摂取量が少なくなりがちだが，そこに視覚的に学習者自ら気がつけるように促し，教育方法を工夫すると効果的である．

2006年には「妊産婦のための食事バランスガイド」も策定され，市町村等の母子保健事業のなかで活用されている．また，食事バランスガイドには日常よく食べる料理の例が掲載されているが，地方によっては郷土の料理を取り入れた食事バランスガイドが開発されていることも知っておかなければならない．

一方，食事バランスガイドの利用にあたって留意しなければならないこともある．利用者の料理の選択によってはある栄養成分，たとえば脂質や食塩などの過剰摂取が懸念される．そのため，生活習慣病の予防を目的に利用する場合や，学習者に疾患がある場合はもちろんのこと，どのような対象であっても選択する料理の種類については注意して教育できるよう，計画の段階で教育時間を確保する工夫をしておきたい．

c.食品交換表

食品交換表には，代表的なものとして「糖尿病食事療法のための食品交換表」[32]や「腎臓病食品交換表」[33]などがある．いずれも，含まれる栄養成分の類似した食品が群ごとに分類され，かつ，各病態の食事療法に則って，ポイントとなるエネルギーおよび栄養素の含有量による食品の重量が示されている．つまり食品交換表は，より厳密なエネルギーおよび栄養素摂取のコントロールを必要とする病態に対応した食品群を，学習者が日常の食生活に容易に取り入れられるように作成された教材といえる．

栄養教育で食品交換表を利用するには，病態，食事療法，交換表の内容，使用法を詳細に伝えなければならない．なぜならば，学習者のなかには，食品群と食品重量の分類に複雑さを感じたり，日々の食生活に"計算"が必要となるのを面倒に思う者が少なくない．しかし，食品交換表を利用することで，食品の量的把握が可能となり，食品群を網羅したバランスのとれた献立作成ができるようになり，さらにはそのアレンジ（＝食品の交換）ができるため，単調になりがちなエネルギーおよび栄養素コントロール食のバリエーションを増やすことが可能となる．そのため，食品交換表を教育する際には，学習者に"苦手"意識を感じさせないよう，個人に応じて活用段階を進めていく工夫をするとよいだろう．

6 学習形態を決める

学習形態は，対象者数により**個別学習**と集団での**一斉学習**，**グループ学習**に分類される．学習形態は，教育効果に深く関わり，学習者の規模と栄養教育の目標，内容などに合わせて選択し，必要に応じ複数の形態

を組み合わせる．また，学習者が主体的・能動的に参加できるように配慮したアクティブ・ラーニングactive learningの方法を用いるとよい．

① 個別学習

個別学習は，学習者個々人の特性に配慮し展開する学習形態である．学習者の課題とニーズに即した学習ができるが，教育者の労力と時間がかかり非効率的な場合がある．個別学習には以下のものが挙げられる．

自己学習：印刷教材や視聴覚教材を用いて学習者自らが学習する．学習を断念せず継続するための支援が必要である．

個別栄養相談（栄養カウンセリング）：栄養教育の対象者およびその食生活に関わる家族等を対象とする．個人の問題に応じた教育が可能であり，対象者の背景を踏まえ，課題を明確化し，最も有効かつ実践可能な解決方法を考えることができる．

通信教育（双方向通信）：手紙・電話・E-mail・ビデオ通話などの通信手段を用い，面接せずに教育および学習する方法である．遠隔地の対応や，時間的制約がある学習者などに適する．

② 一斉学習

特定または不特定の集団を対象とし，一斉に指導する形態である．特定集団はライフステージや疾病別など，栄養教育上の共通の課題を有する集団として設定されることもある．一斉学習は多数の学習者に効率良く知識を伝達することができるが，学習者が受動的になりやすい．

a.講義法

講義（レクチャー）：講師が集団に対し，系統的に説明・解説を行う．多数の学習者に共通に理解すべき内容や知識を情報提供できるが，講師から学習者への一方向的な知識の提供となる．

b.討議法

シンポジウム：ある課題に関して，複数の講師（シンポジスト）が，それぞれの立場から専門的な意見を発表する．それに基づく討論を学習者とともに行う形式の公開討論会．

パネルディスカッション：ある課題について，立場，知識，経験，意見の異なる複数の講師（パネリスト）が，学習者の前で意見発表と討論を行い，その後，学習者の質問や意見を求める討論会．

フォーラム：聴衆も参加して行う公開討論．課題に対する講義（レクチャー）や討論（ディベート）を行い，その後，追加討論や聴衆からの質疑応答を行い，最後に司会者が課題をまとめる．

c.その他

実演（デモンストレーション）：教育者が学習者の前で実際にやって見せることで，スキルを獲得するために基本的な技術を学ぶことができる．

マスコミュニケーション：新聞・雑誌・テレビ・ラジオ・映画などのマ

スメディアを通じて不特定多数の人々に情報を伝達すること．情報への反響は大きいが，そのとらえ方は学習者によってさまざまであり，誤解を招く可能性に留意しなくてはならない．

❸ グループ学習

　学習者を数人の小グループに分けて学習する形態である．一斉学習と比較して少人数であり，相対的には学習者の個人差に応じた教育が可能である．学習者同士で情報，経験などを互いに分かち合い，学び合うことができ，**グループダイナミクス**（➡ 第2章D-1）の効果も期待できる．しかし，学習者間に協調的な雰囲気が生まれなければ効果的な学習は期待できない．教育目標に適したテーマの設定，グループ編成，活発に意見交換をするための進行方法などについて綿密な計画が必要である．

参照 P.34 へ

a.討議法

バズセッション：グループ内で近くにいる人と自由に意見交換を行う．学習者は疑問点や理解度を確認でき，一斉学習と併用することによって相補的な効果を上げることができる．

6-6式討議法：1グループを6人程度とし，1人1分ずつ合計6分間で全員がテーマに従って発言をし，グループの意見を代表者が全体で発表する．短時間で学習者全員の意見や考えを把握できる．

ラウンドテーブルディスカッション：参加者全員の顔が見えるように円形に座り，司会者が課題を説明し，話題提供者の問題提起をもとに全員で討論を行う．学習者全員が参加し，教育者は学習者の学習の準備状況を確認できる．

ブレインストーミング：集団で自由に考えを出し合う．アイデアには批判を加えず，量を重視し，連想によりさらに別のアイデアを生み出すことが重視される．問題の明確化や，独創的な発想や解決法を発見したい場合に用いられる．

b.体験学習

ロールプレイ：ある課題について疑似的場面を設定し，その場に登場する人々の役割を学習者や教育者がそれぞれ演じる．疑似体験を通じてある事柄が実際に起きたときに適切に対応できるようにする．また，学習者間で討議し具体的な問題点を明確にしたり，新たな解決方法を探り出す．

実験・実習：学習課題に関して，技術・方法などを実際に行い学ぶこと．技術の習得や実現行動を起こすきっかけになる．栄養教育では調理実習などが行われる．

c.その他

ワークショップ：一斉学習とグループ学習の混合型である．全体会議で課題を説明した後，分科会で自由討論や体験学習を行い，その成果を全体に報告し，討論を重ねて総括する．参加体験型および双方向性を特徴

とし，学習者相互での検討や教育者（ファシリテーター）の助言により問題解決を図ることができる．

問題解決型学習problem-based learning（PBL）：ある問題について理解あるいは解決しようと努力する過程で修得される学習のことをいう．学習者は，具体的な課題に対し解決策をグループで話し合い，学ぶべき項目を整理する．問題解決方法を能動的・主体的に学習し，新たに獲得した知識を問題に適用する．

ピア・エデュケーション：ある課題について正しい知識・スキル・行動を仲間（ピア）で共有し合うことで，問題に正しく対処できるよう，自己決定や問題解決に必要な情報の提供を行う．学習者の主体的な行動変容を支えることを目指している．患者会など，同じ問題を抱えている学習者を集めて実施することがある．

④ ICT を活用した学習

eラーニングは情報通信技術information and communication technology（ICT）を利用した学習形態で，ネットワーク上で配信される講義動画や電子教材を用いて学習する．学習者はインターネット環境があれば，時と場所を選ばずに繰り返し学習することが可能であり，低コストで効果的に自習ができる．しかし，基本的には録音や録画された音声・映像などを用いて学習を行う一方的な講義形式であり，学習者のモチベーションの維持が必要である．これに対し，ウェブ会議システムを利用した双方向型の学習も可能である．

また，ウェブサイトは，文章だけでなく画像・音声・動画など多くの情報を提供することができ，自己学習にも用いることができる．しかし，学習者自身が利用する場合は情報の真偽や正確さ，自身の課題に適合しているかについての判断が求められる．

7 媒体を入手する，作成する

① 媒体の種類と特徴

媒体は教育内容を学習者に提示する方法であり，教育者と学習者との間の情報伝達の媒介手段となるものである．栄養教育で用いられる主な媒体の種類と特徴を**表3-18**に示す．媒体は性状や使用目的が多様であり，同じ教材をさまざまな媒体を用いて提示することができる．栄養教育目標を達成するためには，教育内容，対象者，学習形態に応じた適切な媒体の選択が必要である．また，栄養教育を実施する施設や設備を事前に確認し，使用可能な提示方法を検討しなければならない．

② 媒体の入手・作成と活用の留意点

媒体を入手・作成するにあたり，教育目標をどの程度実現できるか，教育効果が得られるかを考慮し，学習者に適した媒体を選択する必要があ

表3-18　栄養教育で用いられる主な媒体の種類と特徴

種類		例	対象	特徴	
印刷物		テキスト	個人・集団	学習をする際に媒体とする書物．教科書など．	学習者の手元に残るため，繰り返し確認ができ，知識の定着や支援者との情報共有に役立つ．
		リーフレット		1枚刷りまたは折りたたみの印刷物．	
		パンフレット		数ページ以上の仮綴じの小冊子．	
		記録表		食事の内容，体重，運動量などを自ら記録するセルフモニタリングは学習者自身が自分の行動を理解し，自発的学習のきっかけを作ることができる．視覚的に変化がわかる記録用紙が効果的である．	
		カード		厚紙を小型の四角形に切ったもの．	
視聴覚	映像	スライド	集団	教室や会議室などで多人数を対象としてディスプレイされるポジフィルム，または，プレゼンテーションソフトウェアの一画面．プレゼンテーションソフトウェアでは動画や音声も入れることができる．	
		映画，ビデオ		学習者に臨場感を与え理解しやすい．視覚的に情報を伝達するので有効である．終了するまで一方的な教育となる．	
	音声	歌：テーマソング，替え歌	個人・集団	教育内容の重要な事柄を歌詞で表した歌や替え歌で教育することにより，学習者の記憶を助け，楽しく学ぶことができる．	
		録音		教育内容の音声を記録したもの．繰り返し聞くことができる．視覚障害がある学習者には，文字媒体の朗読を録音した音声媒体を提供する．	
掲示・展示		写真	個人・集団	実物を見せるのが困難な場合，写真を用いることにより学習者の理解が深まる．実物大の食品や料理の写真を用いて，実物や模型の代替とすることができる．	
		図表・略画		言語表現のみでは難解な事柄を図表や略画で記載することで，学習者の理解を助ける．	
		ポスター，パネル	集団	ポスターは大型の貼り紙，パネルはポスターを台板に貼ったもの．普及活動等に活用しやすい．	
		卓上メモ		栄養教育に関するメモをメモ立てにはさみ卓上に置いたもの．食事中に気楽に読めるよう情報を提供する．	
実物		食品・料理・食事	個人・集団	栄養教育の内容に適した食品，料理，食事の実物を提示することにより食品や料理の組み合わせ，分量が理解できる．試食により，味についても体験できる．安全性や衛生面の配慮が必要である．	
模型		食品模型（フードモデル）	個人・集団	合成樹脂などで作られた実物大の食品や料理の立体模型．食品や料理の量の把握や組み合わせの教育に用いられる．	
		人体模型，組織模型		人体の構造や組織を模した模型．	
実演		調理実演	集団	特定の調理方法や食べ方などを学習する際に理解しやすい．	
		紙芝居・人形劇・パネルシアター・エプロンシアター	集団	栄養教育の内容を演じる．子どもへの教育に適している．パネルシアターは不織布などを貼ったパネルに絵や文字を貼ったり外したりして物語を展開させるもの．エプロンシアターはエプロンを舞台に見立て，同様に物語を展開させるもの．	
デジタル		マルチメディア	個人・集団	文字・音声・画像・動画などの電子化された情報を組み合わせて利用する情報媒体．	

る．学習者のレベルや発達段階を踏まえ，学習内容に合致していて理解しやすく，かつ経済性も考慮して適切な媒体を選択する．

　媒体は科学的根拠に基づき作成し，適切に引用し，誤解させないようにすることが必要である．常に最新の情報に更新することが望ましい．また，学習者の年齢，能力などを考慮し，学習者が理解しやすく，学習者

臨床で 役立つコラム ✎

▶▶ 著作物の引用

　媒体の作成にあたっては，既存の著作物を利用する場合も多い．他人の著作物を利用する場合，原則として著作権者の許諾を得なければならず，著作権料が発生する場合もある．例外として，すでに公表されている著作物について，正当な範囲内であり，引用部分が明確になっており，引用を行う必然性がある場合などに，出所を明示することにより引用が可能である．しかし，引用にあたっては著作権者のガイドラインに従う必要があり，無断複写・転載が禁じられている場合には，無断で利用することはできない．

にとって魅力的なものであるように工夫する．たとえば，高齢者向けには文字を大きくしたり，子ども向けには絵を多くしたり年齢に応じた語句を使用するなど工夫が必要である．

　なお，学習者に対して適切であり，教育目標を達成できる既存の媒体が存在する場合にはそれを活用することもできるが，教育者はその情報の正確さを確認する必要がある．また，スポンサー付き媒体は，宣伝用に作成されていることがあり，教育用に用いる場合には注意が必要である．

❸ 媒体の例

　栄養教育に関連するさまざまな媒体が，厚生労働省，文部科学省，農林水産省，消費者庁など国の行政機関により作成され，各省庁のウェブサイトで電子媒体として公開されている．たとえば，1日に，「何を」「どれだけ」食べたらよいかを，食事の望ましい組み合わせとおおよそその量をイラストで示した「食事バランスガイド」🔍は，さまざまな対象向けの媒体が作られている．また，文部科学省では小中学生を対象とした食育教材を年代別に作成している．消費者庁の栄養成分表示の活用の普及啓発資料は，栄養成分と生活習慣病予防との関わりについての理解を深め，食品選択のポイントを示した内容となっている．これらの媒体は，各省庁の法令や報告書，調査結果を踏まえて作成されており，栄養教育目標や学習者に合わせて選択し，活用することができる．

📍 参照 P.79へ

❽ 教育の実施者を決める

　栄養教育プログラムの目標を達成するためには，一連のプログラムの構成のなかで「何を教えるか」というテーマ（個別の目標）によって実施者を決める．教育の実施者は，教育内容に関連する諸科学に基づいて，専門的知識や意識，態度，スキルなどの学習内容にふさわしい力量をもち，学習者から信頼を得られる者であることが求められる．健康・保健・医学・治療の専門家としては，医師，保健師，看護師，薬剤師，臨床検査技師，運動指導士，介護福祉士など，栄養の専門家としては管理栄養士，栄養学者など，心理学領域の専門家としては臨床心理士や公認心理師，

調理の専門家としては調理師，栄養士などが相当する．

　なお，学習者のエンパワメントを醸成することが教育プログラムの目標となる場合には，コミュニティの自主的な活動に関わる当事者のなかから，主体的な他者の行動変容や行動の強化の支援者として，あるいはピアエデュケーターとして教育に参画する人が必要である．

　栄養教育の実施に関わる人的資源の質は教育の成果を左右するので，教育を実施する組織や地域社会において，適正な人材の発掘と確保に努めたい．教育の担当者は，プログラムの全容とそれぞれが担当する教育内容について十分に理解したうえで教育に携わることが肝要である．したがって，教育計画に関わる実施者のトレーニングは，あらかじめ全体計画のなかに含めておき，プログラムを始める前に修了しておく．

9 必要な資源を確保する

　資源resourceとは，人的資源，物的資源，経済的資源および情報を指す．これらの資源の質と量を必要十分に備えることは，栄養教育を実施するために不可欠で，積極的に確保したい．

　人的資源は，前項で述べた教育の実施者と教育に関わる組織のスタッフや学習者の周囲にいる支援者などである．

　物的資源は，設備，備品，教育媒体，教育装置，教具などで，教育形態によって必要な資源は異なる（**表3-19**）．さらに，教育の実施者と学習者の人数やスキルなど，複数の要因によって，設備や物品の必要量を明確にしておくべきである．これらが栄養教育のために独占的に使用できるならば自由度は高いが，維持・管理に労力が必要となるので，組織内で効率良く共用することも調整したい．

　栄養教育のアセスメントからPlan，Do，Check，Actのそれぞれの段

表3-19　栄養教育に必要な物的資源

資源の種類	例
教材	日本食品標準成分表，各種疾患ガイドライン，食品交換表，パンフレット，リーフレット，ポスターなど
教具	標本，フードモデル，人体・臓器モデル，掛図，フランネルシアター用教材，パネルシアター用教材，玩具教材（かるた，ゲームなど）など
設備・装置	机，椅子，書庫あるいは教材・教具収納庫，電話機，身長計，体重計，通信ネットワーク（LAN，Wi-Fi），サーバー，モデム，ルーター，HUB，スクリーン，スライド映写機など
備品	パソコン，タブレット，記憶メディア，電源，プリンター，ポインター，黒板，チョーク，黒板消し（あるいはホワイトボード，マジック，ボード消し），マグネット，電卓，メジャーなど
媒体作成用消耗品	各種紙，筆記用具，マジック，のり，テープ，クリップ，ホチキス，はさみ，カッターなど

栄養教育計画書

プログラム名：知ってた？ できた？ 元気な食事
目的：児童の発育に適した家庭の食環境を作る.
対象：小学校児童の保護者（Aグループ：1, 2, 3年生，Bグループ：4, 5, 6年生）
募集方法：プログラム内容の概要を説明した「お知らせ」と「参加希望日回答書」を生徒から保護者に渡すように指示する. 小学校のホームページに「お知らせ」を掲示する.
プログラム目標：栄養バランスのとれた食事を用意することができる.
期間：20XX年5月〜8月，月2回
実施場所：小学校体育館
予算：教材用プリント印刷費（100円×200名）＝参加者から100円徴収する.
　　　料理カード（20,000円×10セット），文具5,000円
担当者：栄養教諭（オーガナイザー），養護教諭，学級担任教員，家庭科教員
研修：4月に栄養教諭が実施方法を説明し，グループワークの支援方法をトレーニングする. レシピコンテストの実施体制と運営方法を決定する.
実施目標：在校生200名の保護者のうち，80％が参加する. 特に課題を有する保護者のうち80％が参加する.
学習目標：健全な発育と成長が食事と関連することを理解している保護者の増加，料理の組み合わせによるメリットを理解している保護者の増加／評価指標：質問紙による調査（4月，9月）
行動目標：主食・主菜・副菜をそろえることに気をつける保護者の増加／評価指標：質問紙による調査（4月，9月）
影響評価：第4回終了時に学習目標に関する調査を実施する.
結果評価：9月（プログラム終了1ヵ月後）に事前アセスメントと同様の調査を行う.
アウトカム：主食・主菜・副菜をそろえて食べることができる者が参加者の70％

教室プログラム

回	月・日 （曜日）	時間	場所	担当者 （スタッフ含む）	教育内容 （テーマ）	学習目標 （ねらい）
1	A：5月15日（土） B：5月22日（土）	11：00 〜 11：45	体育館	養護教諭	小学生の成長と健康問題	発育期における健康課題を知り，自分の子どもの実態を理解する
2	A：6月19日（土） B：6月26日（土）	11：00 〜 11：45	体育館	栄養教諭	食品群と含有栄養素の特徴を知り，偏りをチェックする	食品の種類によって，摂取できる栄養素が異なることを知り，摂取食品に偏りがあるか自己評価できる
3	A：7月17日（土） B：7月24日（土）	11：00 〜 12：00	体育館	栄養教諭・教員	料理の組み合わせと栄養バランスのとりかたを知る	主食・主菜・副菜となる料理を知り，組み合わせの工夫を理解する
4	A：8月21日（土） B：8月28日（土）	11：00 〜 14：00	体育館	栄養教諭・教員	親子で作った簡単レシピコンテスト	料理の工夫と楽しみを体験する

図3-13　栄養教育計画書の作成例

階で必要な人的資源と物的資源を得るために，**経済的資源（資金）** を事前に確保しなければならない. 組織に帰属して事業を行う場合は，その組織の会計計画に則って予算を申請し，実施に間に合うように予算配分を得るようにする📎. 栄養教育プログラムにおける経済評価は教育の成果を客観的に表すものなので，適正な質と量の資源を得たい.

　栄養教育で学習者に伝える情報は，公に真偽が評価されており，科学的な質が高いものを選びたい. 学術論文をはじめとして，その情報に著作権がある場合には，しかるべき手続きを経て利用することに注意が必要である.

> **📎Memo**
> 予算計上を検討しておくべき費目には，設備備品費，消耗品費，人件費，謝金，交通費，通信費，検査費，図書費などがある.

栄養教育指導案

第3回：料理の組み合わせと栄養バランスのとり方を知る
学習者：小学校児童の保護者
学習目標（ねらい）：主食・主菜・副菜の料理の組み合わせ方を知る
実施日：7月17日（土）
場所：体育館
担当者：栄養教諭
スタッフ：養護教諭，各学年の担任教諭
参加者：1，2，3年生児童の保護者100名

	時　間	学習形態	内　容	学習形態と活動	教材・教具	媒　体
導入	5分	講義	●これまでの復習 ●今日の学習目標の説明	●小学生に多い健康問題と関連する栄養素，食品について復習する ●今日の学習内容について知る	定期健康診断集計結果 6つの基礎食品群	スライド プリント
展開	10分	GW	朝食，昼食，夕食の具体例を作る	料理カードを選び，朝食，昼食，夕食，間食に分けてお盆に乗せる	料理カード お盆（各班に3枚）	スライド 作業シート
	15分	GW	供給栄養素の量の算出	●作業シートにエネルギー，たんぱく質，脂質，鉄，カルシウム，ビタミンCの量を記入する ●朝食，昼食，夕食の小計と一日含有量を計算する	電卓 鉛筆 消しゴム	作業シート
	5分	講義	食事摂取基準について	小学生が摂取する適正な栄養素等摂取量を理解する	食事摂取基準	スライド プリント
	15分	GW	過不足を話し合って評価し，改善案を考える	各グループごとの食事について， ●栄養素等摂取量を食事摂取基準と比較する ●逸脱した原因となる料理をほかの料理に変え，再計算する	料理カード お盆（各班に3枚） 電卓 鉛筆 消しゴム	作業シート
まとめ	10分	講義	●主食・主菜・副菜の料理の組み合わせ方の基本 ●レシピコンテストについての予告	●感想を述べる ●質問をする	主食・主菜・副菜を組み合わせたモデル献立	プリント

GW：グループワーク（1班6名）

図3-14　栄養教育指導案の例

🔟 計画書を作成する

　　栄養教育の計画書は，実施組織の責任者や関連部署の構成員がそれを読んで内容を理解し，計画の意義を認め，成果を予測できるように作成する．計画書には，ニーズアセスメントに基づく背景と目的，対象（学習者）と募集方法，当該プログラムの達成目標とアウトカム，期間，回数，経費，実施責任者名と組織を示す（図3-13）．

　　さらに実施前に行う担当者のトレーニングの内容と方法を明らかにして，教育の質が標準化されるようにする．トレーニングでは，スタッフ全員が参加する説明会を開催して，教育を実施するすべてのメンバーがプログラムの目的と達成目標を理解し，各担当者の立場と役割を把握して協

プログラム実施モニタリングシート

	計 画	実 施	備 考	今後の対応
日時	7月17日(土) 11：00～12：00	7月17日(土) 11：00～12：10	2グループがグループワーク予定時間に終わらなかった	会話が進まないグループに教員がアドバイスをする
場所	体育館	体育館		
実施者	担当者：栄養教諭 スタッフ：養護教諭，各学年の担任教諭6名	各学年の担任教諭1名欠席	あらかじめ補助的対応予定の養護教諭が担当グループに対応した	
参加者	予定者100名	出席者94名(94.0％)	欠席の事前連絡 あり5名 なし1名	
教材	●定期健康診断集計結果 ●6つの基礎食品群 ●食事摂取基準 ●料理カード(選択される可能性の高いものと推奨すべきものをあらかじめ選別して各班に充当させる) ●お盆	料理カードが不足	●市販の飲み物(ペットボトル飲料)が必要だった ●食事摂取基準のエネルギー量が児童の体格により違うので，理解が難しかった	●市販品に相当するカードを独自に作る ●児童の体格を考慮したグループにする
媒体	スライド プリント 作業シート			
教具	作業用の机 17 電卓 20	作業用の机 17 電卓 20	電卓が不足し，スマホ利用で対応してもらった	あらかじめスマホの電卓機能を使うことを知らせておく
その他	天気：晴 気温：25度			

図3-15　プログラム実施モニタリングシートの例

力体制を整える．教室の担当者は教育に用いる教材と具体的な媒体の使用方法を理解し，指導案に則って計画どおりに実践できる力を担保する．具体的には，模擬栄養教室を行い，他の管理栄養士やチームスタッフが学習者となり，方法の是非と改善方法を提案する．専門家や熟練者からの指導・コンサルティングを受けることも有用である．

　プログラムの全体計画は，事前のトレーニングを含めた準備期間に余裕をもったものとなるようにしたい．

　教育介入の初回からプログラム終了までの各実施回の内容については，実施日と所要時間，場所，教育担当者，支援スタッフ，教育内容(テーマ)，学習目標を簡潔に示す（図3-13）．

　各回の指導案は，テーマと学習目標，学習者，教育担当者，開催場所，開催時間と終了時間を示し，学習の流れについて，導入からまとめに至るまでの展開と学習活動を，教材・媒体・教具の使い方とともに作成す

る（**図3-14**）．教育の実施評価と経過評価に関わるモニタリングができる調票を作成しておき，実施の都度に記録する（**図3-15**）．

　個別栄養指導の場合は，学習者，教育担当者，場所，時間を定め，対象の特性に応じて教材と媒体を用いる．指導カルテはSOAP形式📎で記載して，チームスタッフや他職種と情報が共有できるようにする．

> **Memo**
>
> ▶ SOAP
> 診療記録（カルテ）に治療経過を書く際には，
> S (subjective)：患者の主観的な訴えや考え，
> O (objective)：診察所見や検査結果から得られる客観的情報，
> A (assessment)：医療者の診断や考察，
> P (plan)：計画，
> の順で簡潔に記載することが推奨されている．

C 計画を実施し，評価しよう

1 なぜ栄養教育計画の評価をするのか？

　栄養教育の計画では，実態把握（アセスメント）によって得られた課題解決に向けた目標を設定し，その目標を達成するための教育方法や内容の選択を行った．プログラムの実施によって，設定した目標はどの程度達成されたのか，そのプログラムの価値や有効性を示すためには評価が不可欠である．また，プログラムの方法や内容の選択は適切であったのか，目標達成にどの程度寄与していたかなど，プログラムの教育計画や実施内容の改善にも評価結果が活用される．評価の方法や内容は，目標設定と同様に，プログラムの計画時に設定しておく．（➡第3章B）参照 P.49 へ

　計画（Plan）–実施（Do）–評価（Check）–見直し・改善（Act）のマネジメントサイクルにおいても評価は重要な段階であるが，評価は栄養教育の最終段階ではなく，プログラムの進行中に行われるマネジメントサイクルのなかの一部である．（➡第3章A）参照 P.46 へ

2 評価の種類とそれぞれの評価の位置づけは？

　評価には，**企画評価，経過（プロセス）評価，影響評価，結果（アウトカム）評価，経済評価**がある．また，企画評価と経過評価をまとめて**形成的評価**，影響評価，結果評価をまとめて**総括的評価**という．さらに，形成的評価と総括的評価に経済評価を含めたプログラム全体の評価を**総合的評価**という．目標設定と同様に，プリシード・プロシードモデルPRECEDE-PROCEED modelに基づいてそれぞれの評価の位置づけを整理した（**図3-16**）．評価設定は，目標設定とは逆の順序で，第5段階【実施】から第8段階【結果評価】に向かって設定していく．

① 形成的評価

　形成的評価は，プリシード・プロシードモデルに基づくと，第4段階【教育プログラム】において具体的なプログラム内容や目標設定を終えた段階で行う**企画評価**と，第5段階【実施】から第6段階【経過評価】で行われる**経過（プロセス）評価**からなる．形成的評価は**活動指標（アウトプット）**を用いた評価である．設定された**実施目標**の達成度を測ることができるように設計する．プログラムの実施途中に行う場合は，実施中のプログラムの修正に用いられ，プログラム実施後に行う場合は，今後のプログラム内容

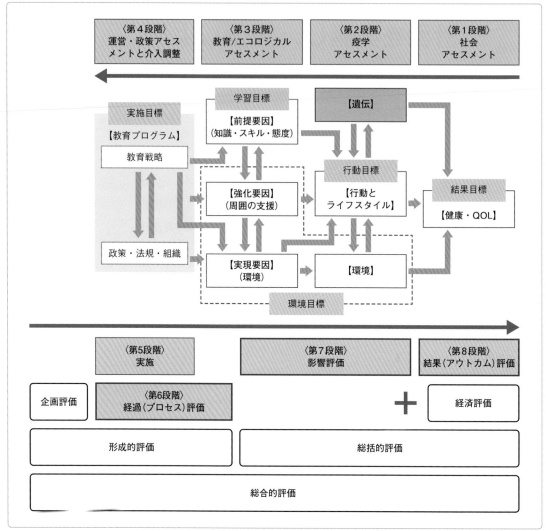

図3-16　プリシード・プロシードモデルに基づいた評価の位置づけ

の改善のために活用される.

a. 企画評価

　企画評価は，プログラムが適切に計画されたかを評価する．実態把握（アセスメント）により優先課題やニーズが適切に把握できたか，プログラムの企画内容は，意図する対象者が参加しやすい時間や場所に設定されていたか，教育媒体などの準備は順調に行えていたか，実施者のトレーニングは適切に行えていたか，人材や資金といった与えられた資源を活用して企画されていたかなどが評価項目として含まれる.

b. 経過（プロセス）評価

　経過（プロセス）評価は，第4段階【教育プログラム】で設定した**実施目標**に対して，どの程度計画どおりにプログラムを実施できたか評価する．計

画した活動はすべて実施されたか（実施回数，時間や教育媒体の内容など），参加者は意図する集団であったか，何人が参加したか，途中で参加者の減少はなかったか，参加者のプログラムに対する満足度や理解度はどの程度であったかなどの項目が含まれる．プログラムの実施中から情報を収集し，随時プログラムが計画どおりに実施されているかモニタリングする．計画どおりであれば何が有効であったか，計画どおりでない場合，どのような要因が考えられるか検討する．

【経過（プロセス）評価における情報収集】

実施回数や時間，参加者数，費用，準備スケジュールや作成・配布した教育媒体などの情報は，教育実施者の記録や資料の保存によって収集する．参加者のプログラムに対する満足度や理解度は，主に量的調査の質問紙法や質的調査の面接法・観察法を用いて情報収集することができる．教育実施者や関係者の反応を併せて収集することも評価のうえで有用である．（➡第3章B-1）

参照 P.49へ

② 総括的評価

総括的評価は，プリシード・プロシードモデルに基づくと，短期・中期的な変化の第7段階【影響評価】と，長期的な変化の第8段階【結果（アウトカム）評価】で評価する．プログラムが実施されることで起こる**成果指標（アウトカム）**に該当する．総括的評価はプログラムの実施後に行われる．プログラムが単に効果的であったか評価するだけでなく，なぜそのような結果が得られたか検討することが必要である．

a. 影響評価

影響評価は，プリシード・プロシードモデルの第7段階であり，比較的短期・中期的な変化を測定する．プログラムの終了直後（その後おおむね6ヵ月以内に再度評価することもある）に行われる．そのため，プログラム終了時に，測定したい評価項目の回答を得る必要がある．目標設定における第2段階，第3段階で設定した**学習目標**，**行動目標**，**環境目標**に対応し，それぞれの目標に沿った知識・態度・スキルや行動等がどう変化したかを測定する．

たとえば，学習目標の態度について，「主食・主菜・副菜のそろった食事をとろうと思う者の割合を増やす」目標を設定した場合，プログラム実施前後の対象者に対する質問紙調査で，「主食・主菜・副菜のそろった食事をとろうと思うか」を「はい／いいえ」などの選択肢で問うことで評価できる．また，行動目標で望ましい食行動，たとえば「主食・主菜・副菜のそろった食事をとる者の割合を増やす」と設定した場合，その行動を実行できたかを問うことで評価することができる．

b. 結果（アウトカム）評価

　結果評価は，プリシード・プロシードモデルに基づくと第8段階であり，目標設定における第1段階，第2段階の【健康・QOL】で設定した**結果目標**に対応する評価である．プログラムの最終段階の評価であり，長期的な変化である．行動目標を継続して達成することで，結果目標の達成につながる．例として，1年間の教育プログラムで，結果目標を「適正体重を維持する者の割合を増やす」と設定した場合，対象者の身長および体重をプログラムの実施前後（必要に応じてプログラム実施中）に測定し，プログラム実施前後で適正体重の者の割合を比較して評価する．プログラム終了後の一定期間経過後まで体重の変化を評価する場合は，結果評価を行ったあとも対象者を追跡することもある．

　子どもを対象とした食育や実施期間の短い教育プログラムでは，行動目標をプログラムの最終目標とする場合がある．その場合は，影響評価に含まれる行動目標に対する評価が結果評価となる．たとえば，「朝食を欠食する子どもを減らす」など，行動変容がプログラムの最終目標となり，結果評価で評価する目標となる．

③ 経済評価

　実施可能性の高い栄養教育プログラムを計画するうえで，**経済評価**も重要な観点である．プログラムの実施にかかる資源（費用）に対し，どの程度の効果が得られたかを示す．限られた資源（費用）のなかで，一定の有効性が示されるプログラムであれば，採用される機会も多いであろう．経済評価に関連する目標は，実施目標の一部に含まれる．経済評価は主に次の3つに分類される．

a. 費用効果 cost-effectiveness

　費用効果とは，ある1つの効果1単位あたりに必要な費用であり，効果が分母となる．

> **例) 体重減量プログラムの体重1kgを減らす効果に対してかかった費用**
> 　参加者6人全員で合計20kgの減量に成功，プログラムの総費用12万円
> 　→（費用）120,000円／（効果）20kg ＝（費用効果）6,000円／kg
> 　体重1kg減量のために，6,000円かかったと算出できる．
> 　複数のプログラムの費用効果を比較する場合，同じ効果に対するそれぞれのプログラムの費用を比較する．

b. 費用便益 cost-benefit

　便益 benefits とは，プログラムの効果として，社会や組織が得る最終的な利益のことである．主な便益の指標として，医療費や生産性損失✐

> **📎 Memo**
> ▶ **生産性損失**
> 生産性損失とは，疾患に罹患することで働けなくなったり家事ができなくなり失われる生産性のこと．罹患していなければ得られていた給与などで表される．

などがある．プログラムの便益を金額で表して，実施にかかった費用の単位あたりの便益として示される．

例）1年間の糖尿病教室の実施による便益

参加者12名のうち，6名の血糖値が改善し薬物療法が必要なくなった．プログラムの総費用は10万円であった場合

→（便益）医療費＝治療薬60,000円／年×6人（改善者）／12人（参加者）

     ＝30,000円／人・年

  生産性損失＝平均生産利益2,000円／時×通院治療時間90時間／年×6人（改善者）／12人（参加者）

     ＝90,000円／人・年

（医療費30,000円＋生産性損失90,000円）／（費用）100,000円

（費用便益）教室の効果（便益）が実施費用を2万円上回り，費用1万円あたり1.2万円の便益が得られる．

---

c. 費用効用 cost-utility

効用とは，個人や社会がある結果に対してもつ望ましさを指し，QOLや質を調整した生存年数 quality-adjusted life year（QALY）📎を指標とする．効果を効用に置き換えたもので，一定の効用（単位効用）あたりのプログラムにかかる費用として算出される．

例）高血圧改善のための治療・教育プログラムの費用効用

治療および教育プログラムを受けると5年間生存期間が延長すると仮定，プログラムの費用は1人あたり1万円であった場合

（QALY）効用値0.8の場合：5年×0.8＝4

 →（費用）10,000円／（QALY）4＝（費用効用）2,500円／QALY

  QALY 1に対して2,500円の費用が必要

---

❹ 総合的評価

各段階での評価を行ったら，それらの評価を統合し，多面的に評価指標の関連を検討することを**総合的評価**という．影響評価や結果評価だけでなく，企画評価や経過評価の項目が，影響・結果評価で目標達成するための手段としてどのような効果を与えたか，効果が得られなかった場合にはどう影響したかなど，それぞれの段階ごとにその他の評価項目との関連性を検討する．これにより，プログラムの有効性を示したり，プログラムを改善することにつながる．

📎 **Memo**

▶ QALY

QALY（quality-adjusted life year）とは，生存年数にQOLを考慮した値のことで，生存年数に，完全に健康な状態を1，死亡を0として，ある病態における係数をかけ合わせて算出する．

表3-20　評価デザインの種類

種　類	対照群の有無	無作為割りつけの有無	特　徴
実験デザイン	有	有	同一基本属性の集団で介入群と対照群を無作為に割りつける．最も妥当性が高いデザインである． 平行法は，介入群への教育介入後，対照群に対して教育を行わない一方，交差法は評価終了後に，対照群にも同じ教育介入を行う．対照群への倫理的配慮が確保される．
準実験デザイン	有	無	同一基本属性の集団を介入群と対照群に設定する．選択バイアスが生じる可能性がある．
前後比較デザイン	無	―	介入群のみを設定し，介入の前後を比較する．前後の変化が介入の効果であると判定することが困難である．
ケーススタディ	無	―	少数を対象とした事例において，介入の過程を観察，評価する．対象者（ケース）の特性に結果が大きく影響される．

表3-21　妥当性と信頼性

	定　義	例
妥当性	その手法でどの程度正確に測定したい情報を測定することができるか．どれだけ真の値に一致するか．	●作成した野菜の知識を問う質問票は，一般的な野菜の知識を測定できるか． ●自己効力感などの抽象的な概念を測定するための質問票で，適切にその概念を測定することができるか．
信頼性	手法の一貫性と信頼の程度を示すもの．再現性ともいう．ある手法による測定を同一対象者に繰り返し実施したときにどの程度同じ結果が得られるか．	●食事調査などを用いた評価で，複数の評価者が測定に関わる場合に，評価者間で測定結果が一致するか． ●食事調査を同一対象者に間隔をあけて2回実施した際の栄養素摂取量は一致するか．

3 質の高い評価を行うためには？

1 評価デザインを選択する

　評価を行う際は，評価項目の設定時に，項目と併せて，いつ，誰が，どのように評価で用いるデータを収集するか決めておく必要がある．（→第3章B-2）📍実際に評価のためのデータを収集する場合，どの評価デザインで実施するか選択する（表3-20）．評価の科学的な信頼度（精度）の高さは，**実験デザイン**，**準実験デザイン**，**前後比較デザイン**，**ケーススタディ**の順である．

📍参照 P.58 へ

　実践現場では多くの場合，プログラム実施の前後で対象者に実態把握（アセスメント）を行う**前後比較デザイン**が多く用いられる．データを学術的な研究として用いるために，より質の高い評価が必要な場合は，実験デザインなどの対照群を設定する評価デザインを用いる．

2 適切な評価手法を選択する：妥当性と信頼性

　実態把握（アセスメント）を含め，評価に用いるデータを収集するための手法を選択する際は，それらの手法の妥当性や信頼性を検証し，求めるデータが確実に収集できるよう適切に選択することが重要である．妥当性と信頼性について**表3-21**にまとめた．

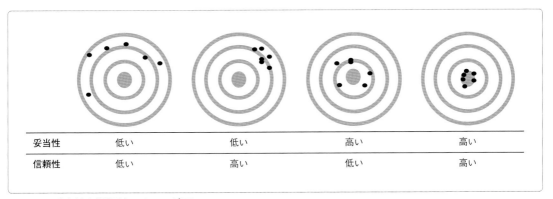

妥当性	低い	低い	高い	高い
信頼性	低い	高い	低い	高い

図3-17　妥当性と信頼性のイメージ図

図3-17は，「真の値」を的の中心とした場合の妥当性と信頼性のイメージ図である．個々の測定値を黒点とすると，妥当性が高い場合，黒点は的の中心にある．信頼性が高い場合，黒点は一部分へ集中する．

4 評価結果をフィードバックする

評価を行ったら，得られた結果をフィードバックする．マネジメントサイクルの見直し・改善（Act）である．計画（実態把握・目標設定）と実施の段階ごとに，評価結果に基づいた見直しをする．また目標設定に合った教育内容を計画できていたか，計画に沿った実施内容であったかなど，目標の段階間のつながりが適切であったかも検討する．そしてプログラム全体がより良いものになるように改善を行う．

① プログラムの報告と公表

プログラムのフィードバックを行ったら，これまでのマネジメントサイクルの一連の事項を報告書としてまとめ，プログラムの報告を行う．プロ

臨床で 役立つコラム

▶▶ 研究やプログラム実施には倫理的配慮を！

人を対象とした研究やプログラムの実施およびデータの収集を行う場合，常に倫理的配慮のもとに取り組むことが必要である．倫理的配慮は，学生や社会人関係なく，誰が行う場合にも必要なことである．

対象者にプログラムへの参加やデータ収集をするときは，その目的や方法，リスク等を説明し，同意を得る（インフォームド・コンセント）．自由意思による参加であること，不参加でも不利益は被らないこと，外部への情報公開の有無も併せて説明する．

また，個人情報を保護することも明示する．

加えて，学会発表や論文化を考えている場合には，倫理的配慮のもとにその研究やプログラム実施が計画されているかを審査する，研究倫理審査委員会の承認を受けることが必要な場合もある．その場合，栄養に関する研究をする際の倫理指針である「人を対象とする医学系研究に関する倫理指針」（文部科学省・厚生労働省）を遵守する．

グラムの報告は次の3つの段階に分けられる.

　第1段階として，プログラムの関係者や職場の上司，他職種の同僚へプログラム実施とそれによって得られた結果の報告をする．管理栄養士が行っている活動の内容や意義への理解を得るために大切なステップである.

　第2段階として，プログラムの対象者や協力者へ評価結果のフィードバックや実施報告を行う.

　第3段階として，対象者のみならず，幅広い社会へ情報発信する．広く社会へ発信し，栄養教育を実施する同職種の人たちと情報共有をする．さらに，プログラムの成果をより広く役立ててもらえるよう，プログラムの見直し・改善によって，プログラムを標準化することも求められる．社会への発信には，学会や研究会等での報告・発表や論文として投稿するといった手段がある．これにより，お互いのプログラムのより良い発展やほかのコミュニティへの波及，さらには栄養教育全体の質の向上にもつながる.

第 4 章

学習者とどのように対話するか

カウンセリングの基本と技法を知る

栄養指導を行う際「この患者さんはどのような人だろう？」と，カルテなどの情報をもとに考えるだろう．この際，患者自身はどう思っているのかを，患者自身に語ってもらうことも大切である．患者に語ってもらうことを通して変化を促す理論や方法について，心理療法やカウンセリングの領域で得られている知見を学ぼう．

❶ 心理療法・カウンセリングの代表的な理論

心理療法や心理カウンセリングの理論や技術は現在，栄養指導や服薬指導，運動指導など，クライエント（カウンセリングでは，支援者はカウンセラー，患者は「自分の困っていることを相談する人，そのために来談した人」という意味でクライエントまたは来談者と呼ぶことが多い．そこで本章では主にカウンセラー，クライエントという表現を用いている）との対話によってクライエントの気持ちを引き出し，行動変容を支援する場面で広く用いられている．さまざまな理論があるが，大きく3つの流れに分けられる．

❶ 精神分析的心理療法

この理論では，人には自分でも気づくことができない，無意識という心の領域があると想定している．無意識は個人の考えや行動，対人関係のありようなどに影響を与えると考え，こうした無意識の内容や意味，与えている影響について明らかにしていく．栄養カウンセリングで精神分析理論を直接用いることはないが，強いストレスに対して無意識レベルで心を守るように働く**防衛機制**，カウンセリング場面でのカウンセラーとクライ

臨床で 役立つコラム 🖊

▶▶ 防衛機制：ストレスから心を守る無意識の仕組み

防衛機制とは，人が強い不安やストレスにさらされて，心の対処能力を超えた場合，無意識に心を守る働きをいう．たとえば，病気を認めようとしない患者（抑圧：不安な考えを無意識の中に閉じ込めて，表面化しないようにする），理屈をこねるように見える患者（合理化：自分の行動や言動に罪の意識が伴っていた場合に，自分の行為を正当化し，理由づけを行う）が医療者の提案を受け入れないように見える場合，患者は強いストレスから心を守ろうとしているのかもしれない．

エントとの関係の問題として表れる**転移**や**逆転移**の概念などは，知っておくと栄養カウンセリングの質を向上させるヒントになる．

② 認知行動療法

　　行動療法と**認知療法**を起源とし，認知や行動の変容を支援する心理療法である．行動療法では，「行動」を治療の対象とし，行動が開始されその後維持される際の環境の影響を理解して，適応的な行動を段階を踏んで身につけることを目指す（本章Bの症例も参照🔍）．行動療法の基礎理論は第2章の条件づけ（➡第2章B-1）🔍，社会的認知理論，自己効力感（セルフ・エフィカシー）（➡第2章C-1，2）🔍を参照．認知療法では，さまざまな環境の影響を解釈・意味づける働きである「認知・思考」の役割を重視し，認知に働きかけることで，行動や感情の変化を生むことを目指す．栄養カウンセリングでは，認知行動療法の理論や技術を応用して，クライエントがより健康的な食行動を身につけ維持する支援が行われている．

③ クライエント中心療法

　　この理論ではクライエント自身がもつ能力の存在を信じ，それを引き出すことができれば，クライエントは自分なりに成長することができると仮定している．クライエントの力を引き出す原則として挙げられた，**自己一致，無条件の肯定的関心，共感的理解**の3つの理念，そしてクライエントに寄り添って対話を行うための技術は現在，クライエント中心療法にとどまらず，さまざまな心理的アプローチの基盤として用いられている．

2 カウンセリングの基本態度

　　栄養カウンセリングは，クライエントの食行動を扱う「カウンセリング」である．行動変容の理論や技術を応用した食行動の改善では，対話による相互作用を通して，クライエントが自分の困っていることを整理し，

Memo
▶**転移と逆転移**
対人関係のあり方に過去の重要な他者へ向けられていた感情や態度が再現されてしまうこと．転移はクライエントからカウンセラー，逆転移はカウンセラーからクライエントへ向かって再現されることをいう．

🔍 参照 P.113へ
🔍 参照 P.18へ
🔍 参照 P.28, 31へ

Memo
▶**自己一致**
カウンセラー自身が，自分が体験している感情などを偽らずにしっかり向き合えていること．
▶**無条件の肯定的関心**
クライエントの語ることに対して先入観なしに理解しようとする態度．
▶**共感的理解**
クライエントの体験を「あたかも」自分の体験であるかのように理解すること．

臨床で 役立つコラム ✏

▶▶ 認知療法：考え方にアプローチするカウンセリング

　人は誰でも，さまざまな経験をするといろいろな考えをもつようになる．たとえば，毎日1万歩歩くという目標を立てたが，三日坊主に終わったとしよう．この出来事に対して「また三日坊主か．自分は意志が弱いダメな人間だ」と頭に浮かぶ考えが認知療法で扱う認知である．認知は，出来事を体験した際ぱっと頭に浮かぶ考えである「自動思考」と，自動思考を生み出す背景となるような人生経験に基づく考え方の枠組みといえる「中核信念」とに分かれている．

　自分をつらくさせる認知が浮かびやすくなっていると，行動（歩くことをやめる，やけ食いするなど）や感情（落ち込み，やる気をなくす）にも影響を与える．考えを扱うことで，行動や感情を整えていくのが認知療法である．前述の例と同じ状況でも「失敗してしまったが，その理由を分析してまた何度でもやり直してみよう」と考えることができれば，自暴自棄にならずに落ち着いて行動変容に取り組めるのではないだろうか．

困っていることに伴う気持ちに気づき，自分なりにできそうなことを見いだしていくプロセスを通じた行動の変化である．カウンセリングにおける対人交流をより良く効果的なものにするために，カウンセラーがもっておくべき基本的な態度について考えよう．

① クライエントの主体性を尊重する

個人はさまざまな価値観をもっている．また，知識や理解力も多様である．こうした**個人差**を真に理解し，そのうえでその個人を支援するという姿勢がカウンセリングにおいては必要である．

なお，これは「クライエントにすべてを委ね，クライエントの言うことに従う」という意味ではない．専門家として，クライエントの健康維持に必要な情報や意見は適宜伝えて，その理解を支援する．そのプロセスでクライエントの主体性や**自己決定**を尊重することの重要性を意識しておきたい．

② クライエントに対して偏見をもたない

さまざまなバックグラウンドをもつ人がクライエントになりうる．クライエントの一部だけをみて，簡単にその人となりを判断しないようにしよう．この際「誰にでも（カウンセラーである自分にも）偏見がある」という前提に立っておくことが役立つ．自分はどのような人を見て，どのような判断を下しやすいだろうか．自分の働く現場には，特有の偏見（例：2型糖尿病の患者は自己管理ができない人だ）がないだろうか．ときどき自己点検をしよう．

参照 P.97 へ

③ クライエントの個人情報を守る

栄養カウンセリングのなかで知り得たクライエントの情報については，正当な理由なく他者に伝えてはならない．情報管理には細心の注意を払う．（➡第3章C-4 コラム「研究やプログラム実施には倫理的配慮を！」）

④ カウンセラーも見られているという意識をもつ

栄養カウンセリングは対面での業務である．私たちがクライエントを観察しているように，クライエントも私たちを観察している．あいさつ，言葉遣い，身だしなみなどに気をつけよう．

⑤ 専門家として関わる

私たちは専門家である．専門家として，日々更新される専門知識・技術のアップデートに努めよう．また，自分が専門家として責任をもって引き受けられる範囲を把握できることも，専門家の能力の1つである．自分の専門の範囲を超える問題はほかの適切な専門家につなぐことも，専門家としての能力の1つである．他職種とのつながりを保ち，必要に応じてほかの専門職（例：医師や臨床心理士，公認心理師）に相談できることも専門家として大切なスキルである．

Memo

▶ 臨床心理士
certified clinical psychologist
日本臨床心理士資格認定協会が認定する心理職の専門資格．臨床心理学および心理臨床学の専門知識と技術を用いて，心理アセスメント，臨床心理学的面接，臨床心理学的地域援助，臨床心理学的研究を行う．

▶ 公認心理師
licensed psychologist
公認心理師法を根拠とする心理職の国家資格．心理学および臨床心理学の専門知識と技術を用いて，心理アセスメント，心理学的支援，関係者への支援，心の健康教育を行う．

6 カウンセラー−クライエント間の心的距離を適切に保つ

管理栄養上は，栄養の専門家としてクライエントに関わり支援を行う．友人や家族として関わるのとは異なる，専門的な活動であることを意識しよう．「一生懸命手伝ってあげる」のではなく，「プロとしての立場で，クライエントの主体性を重視しながら，支援をする」のである．

対人援助職には，「支援したい，助けたい」という気持ちの強い人も多い．あなたはどうだろうか．使命感に燃え，真面目で一生懸命であることは，専門家として大切であるが，そのことが，ときに医療者自身，最終的には患者も苦しめることがある．たとえば，自分の能力を超えた献身的なケアでは，いずれ体力の限界が来て燃え尽きてしまう📎．一方，このプロセスを患者から見ると，「熱心に関わってくれていたのに，見捨てられた」という経験になることもありうる．

心的距離は一般的に，離れた距離を縮めることより，近くなった距離を離すほうがずっと難しいといわれる．そこで，基本的な姿勢としてある程度の距離を保つことを意識しよう．良い医療者と思われようとしすぎない，面接の枠組みを超えたサービスをしすぎない，身体の距離を近づけすぎない，カジュアルすぎない言葉遣い，最初から自己開示📎しすぎない，面接に不要な相手の情報を興味本位で根掘り葉掘り聞きすぎないといったことが，**適切な心的距離**を保つために有効である．

3 話を聴き，クライエントと協働して進める技法

さまざまなカウンセリング技法や理論があるが，すべてに共通しているのは「話を聴く」ことである．話を丁寧にストーリーに沿って聴くことで，クライエントの問題を正確に理解することが可能になる．単一の原因だけでは理解できない，複数の要因が相互に作用し合った悪循環の様子をひもとくことができる．話を聴くことはさらに，表情や話しぶりに表れるクライエントの気持ちや価値観を感じ取り理解することにも役立つ．これらを統合してクライエントが食生活に向き合うことを支援する．

1 基本的コミュニケーションスキルの階層

話をしっかり聴くことができているときのカウンセリング技術を科学的に検討する研究が，1960年代以降に行われるようになった．その結果，クライエントが「聴いてもらえた」と実感できるようなカウンセリングの基礎的構成要素が明らかになっている．これらをもとにしたスキルはいくつかの段階に分けて（次に示すa〜eの段階）習得することが推奨されている．

クライエントが「聴いてもらえた」と感じられる雰囲気で，自分の気持ちや考えを探求しながら語ることができるような話の聴き方を「**傾聴**」という．傾聴してもらい，途中で適切な質問と要約によって問題や気持ちが明確化されたとき，クライエントはカウンセラーから受容され・共感され

📎Memo
▶燃えつき（バーンアウト）
社会心理学者のマスラックMaslachらが1980年代に提唱した．過度な職務ストレスが続いた結果，心身の極度の疲労を招き，思いやりをなくし，やる気がなくなってしまう状態を指す．

📎Memo
▶自己開示
自分の考えや気持ちなどを相手に伝えること．相手との関係性やタイミングなどを十分に見極めたうえで行うと効果があるが，これらが不十分なまま行うと，相手や自分の気持ちに必要以上に踏み込んでしまい，悪影響を与えることもある．

たと感じることができる.

a. 聴いていることを伝える，非言語的な行動

　クライエントに身体を向け，適切なタイミングで目線を合わせ（どの程度目を合わせることが望ましいかは，年代や個人の好みによって異なる），うなずくなど非言語的な行動で「聴いていますよ」ということを伝えよう. 患者満足度に影響する医療者の**非言語コミュニケーションスキル**としては，ボディ・ランゲージ body language，アイ・コンタクト eye contact，表情，笑いの共有，声のトーンがある[1].

　また，会話のペースも意識したい. 現場は忙しく，会話（対話）のペースが速くなりがちだが，ときどき，ペースを落としてみよう. また，クライエントが沈黙した場合，焦って「何か言わなくては」とカウンセラーとクライエントが思わずに，その沈黙を少しの間共有することも有効である. その際，カウンセラーは心のなかでゆっくり10カウントするくらいの間待ってみてほしい. とても長く感じると思う.

b. ときどき促して，話を続けやすくする

　人は話を聴いてもらうとき，相手にときどき確認してもらうと続けやすくなる. 「ええ」と短く反応する，「つらかったのですね」など短く反応することで，きちんと聴いているというサインを伝えることができる.

c. 質問によって広く情報収集をし，気持ちを掘り下げる

　質問には，**閉ざされた質問**closed-ended question と**開かれた質問**open-ended question がある. 閉ざされた質問は「はい・いいえ」や単語で回答できるような質問であり，焦点が絞られた回答を効率良く収集することができる. 開かれた質問はクライエントが考えながら回答することが必要な質問であり，問題を掘り下げることや，気持ちを探求することに役立つ（**表4-1**）.

　面接を展開する際には，開かれた質問を使いこなすことがポイントになる. 開かれた質問は，カウンセラー側が枠にはめることなく，クライエントの考えを柔軟な視点で聴く際に重要な方法である. 話が深まるときは，

臨床で **役立つコラム** 🖊

▶▶ 傾聴に対する誤解

　傾聴と聞くと，とにかく話を遮らずに聴くことである，と誤解している人がいるが，わからないと感じたことは質問してよい. 適宜質問や要約をしながら，話をしっかり理解できているかを確認しながら進めよう. 聞き手の言葉で要約すると，話し手は話が伝わったかを確認することができる. その際，正確に要約できているかにこだわらなくてよい. 聞き手が理解できた範囲の内容を要約して伝える. もし間違っている場合は「そうではなくて，…」と話し手が補ってくれることで，理解を深めることができる.

表4-1 閉ざされた質問と開かれた質問の例

閉ざされた質問	「今日お話した内容は，わかりましたか」 「年齢を教えてください」
開かれた質問	「ご家族は，食事について，どのようにおっしゃっていますか」 「食事調査の結果をご覧になって，どう思われましたか」 「今日お話した内容について，Aさんの言葉でまとめてみてもらえますか」

何らかの形で開かれた質問が必ず行われている．しかし，カウンセラーとの間に信頼関係（ラポール rapport）📎が形成されていない段階で行われる開かれた質問は，相手を不安にさせる場合もあるので注意しよう．

開かれた質問は相手の動機づけや問題への向き合い方を把握するためにも役立つ．質問に相手がどのような態度で，どのように回答するか自体が，相手の様子を知るのに役立つのである．たとえば，特定保健指導の初回面接において，「健診結果を見ると，運動を始める必要がありそうですね．できますか？」と閉ざされた質問で応答してもよいが，これを「健診結果をご覧になってどう思われましたか？」と開かれた質問にしてみよう．さまざまな回答が考えられるが，「いや別に．自覚症状もないですからね（動機づけが低いことがわかる）」「前より良くなっているのは，生活を変えたからでしょうね（自分なりの理解をしているが間違っていることがわかる）」「検査値の見方がよくわからなかったんですよ（できなかった理由を教えてくれている）」「生活を改めようと思ったのですが，習慣を変えるのはストレスですね（関心はあるが一歩を踏み出せない状態であることがわかる）」「結果を見て，歩こうと思いましたが，どれくらい歩けばいいですか（関心があり，動機づけも高いことがわかる）」といったように，回答

Memo
▶ラポール
カウンセラーとクライエントとの間に形成される，相互に信頼できる調和的な関係．カウンセリングや心理療法を効果的に進めるための基盤となる治療的関係．

🩺臨床で **役立つコラム** ✏️

▶▶ **開かれた質問をしても話が広がらない場合のチェックリスト**

①話したくない話題／まだ準備ができていないのかもしれない．
②話す元気がないのかもしれない（集中力や気力の低下）．
③回答を急かしてしまったのかもしれない．
④回答の仕方がわからないのかもしれない．回答例を言い添えよう．
⑤質問が大きすぎたのかもしれない（例：食塩摂取パターン）．抽象度を少し下げよう（例：醤油の使い方）．
⑥開かれた質問をしたあとに，閉ざされた質問を足してしまったのかもしれない（「記録の仕方を説明しましたが，どう思われましたか？ 大丈夫ですか？ わかりましたか？」）．
⑦責められているように感じてしまったのかもしれない（「どうしてやれなかったのか教えてください」）．「どうして」を使わずに表現しよう（「やってみたけれどうまくいかなかったことがあったのですね．思い当たる理由がありますか？」）．

にクライエントの動機づけや知識・関心が表れる.

d.要　約

　クライエントの話は，ときどき要約しながら聴こう．要約の際に意識するポイントは「患者さんの話をしっかり覚えて間違いなく要約して返さなくては」ではない．「自分の理解が合っているか，患者さんに教えてもらおう」という意識で行うことが大切である．こう思うことで，カウンセラー側が完璧に理解しなければ，というプレッシャーから解放され，クライエントのペースに合わせた面接の展開がしやすくなる．また，カウンセラーがうまく要約できなかった場合，元の話がクライエント自身の混乱を反映してまとまらない内容になっている可能性もある．その際，少しずつ理解できた部分を要約し，確認してもらうことは，話し手であるクライエント自身が，自分の頭の中を整理することにも役立つ.

　クライエント自身に，自分の気持ち，考え，学んだことなどを要約してもらうことも有効な方法である．「今日一緒にお話したことのなかで，大切だと思ったことを教えてください」「今日一緒に学んだことを，Aさんの言葉でまとめてみてください」と聞いてみよう．（➡第2章B-5「ティーチバック法」）♀伝えたことのどこが伝わったのかがわかる一方で，こちらが伝えたことの多くは伝わっていないことがわかるだろう．私たちは普段，多くの情報を詰め込みすぎがちなのである.

♀ 参照 P.41へ

e.感情を言葉にして伝える

　通常の栄養カウンセリングで感情について話題にする必要はあまりないだろう．食行動を扱う場面だという前提があるため，クライエントが自分の「気持ち・感情」に言及しないのも当然のことである．しかし，クライエントが食行動に問題を抱えており，その背景にクライエントの気持ちや感情が影響していることが，話から読み取れることがある．その場合は，少し会話のペースを落として，カウンセラーが気づいた気持ちを，そっと

臨床で 役立つコラム ✏

▶▶「気持ち」について話すのは難しい

　気持ち・感情について聞く必要がありそうだとカウンセラーが感じても，クライエントが自分の気持ちを言語化することに慣れていないこともある．その場合，無理強いせず，栄養カウンセリングという枠のなかで「食事や生活について気になること・困っていること」を丁寧に確認することから始める．そのあとに「そのほかに心配なことはありませんか」と確認すると，相手に負担をかけずにその気持ちを確認できることが多い．また，無理に栄養カウンセリング中には聞かず，公認心理師などの職種に相談することも良い対応である.

　なおメンタルヘルス不調が疑われる患者であっても「うつ」「抑うつ状態」などの専門用語を直接使うと，患者に抵抗感を感じさせやすい．「ストレス」「疲れ」といった柔らかい言葉を用いよう.

返すと，問題理解のヒントが語られることがある．

　気持ち・感情を表す言葉にはどのようなものがあるだろうか．たとえば
つらさを表すものとして，「心配になる」「気になる」「ストレスを感じる」
「イライラする」「元気が出ない」「落ち込む」「気力が出ない」といった言い
方がある．

　こうしたつらい気持ちが背景となって適切な行動が実施できないことが
共有できた場合，指導の前に一息置いて「健康は気になるけれど，イライ
ラするとつい食べてしまうんですね」と，クライエントの気持ちを共有し
てみてほしい．

4 栄養カウンセリングを始めよう

① 面接前の準備

　カウンセリングを開始する前に，準備をしよう．ハード面（面接に使う
場所，必要な資料など）とソフト面（カウンセラー自身の技術，気持ち，
身だしなみなど）の準備がある．

② ラポールの形成

　クライエントとカウンセラーの間に，信頼関係（ラポール）が構築される
ことが，対話による支援においては重要である．

　ラポール形成のプロセスでは，カウンセラー側に理解に基づく共感（共
感的理解empathic understanding）が生じる．クライエントに同情（感情
的共感：相手の気持ちを自分の気持ちのように感じる）するのではなく，
患者のペースで少しずつ話を聴いていき，クライエントが抱える問題のス
トーリーについて「ああそうか．なるほど」と理解できたときに感じる気持
ちである．共感的理解は，丁寧な傾聴によって，ある程度達することが
可能である．

③ 課題の明確化と目標の共有

　クライエントが困っていることは何だろうか．クライエントの話を傾聴
し，困っていることを整理し（行動に関する整理の仕方は本章Bの症例を
参照♀），食行動の問題とその問題に影響している環境要因を整理する．
食行動については，問題行動だけでなく，できている（できる可能性のあ
る）行動にも注目したい．これらをカウンセラーが理解し，要約等の技術
を用いてクライエントと共有すること，共有したことをクライエントがど
う理解したかをさらに語ってもらうことが第一歩である．

　複数考えられる行動のなかで，できている行動については維持ないしは
より良い形で維持できること，できていない行動については，どのような
工夫をしたらできるようになるかを話していくことが具体的にできると，
それらがクライエントの目標となる．これを要約や質問技法を用いて，
しっかりと共有していく．

♀ 参照 P.113へ

複数回面接を実施することが可能な場合は，「目標が達成できたか否か」だけではなく，共有した目標にその後どのように取り組んだか，取り組んだ結果どういったことに気づいたかを傾聴し，再度課題の明確化と目標設定を行っていく．これ以降の具体的なプロセスは本章Bの症例📍を参照してほしい．

📍 参照 P.113へ

たとえば，半年に1回程度栄養指導の依頼がある2型糖尿病患者との栄養カウンセリングにおいて「体重は少しずつ減量することができ，薬の内服は守れたが，食事制限は難しく，ビールもやめられなかった」と話してくれたとしよう．面接の最終目的は，発作の再発防止に向けた，具体的な行動を導くことである．

まず，自分なりに生活に気をつけるようになっていること，体重減少や薬の内服が守れているなど，良い結果が得られていることに注目し，振り返ろう．開かれた質問で「体重を少しずつ減量することに役立ったことを教えてください」と「薬の内服を忘れない工夫を教えてください」はぜひ確認したい．この回答には，このクライエントの今の生活で続けられる工夫が含まれている．そのうえで「食事制限とビールをやめることがなかなか難しいと気づいておられる」ことをしっかりと要約する．「なかなか，付き合いを断ることが難しくて」と話してくれたとしたら，「会食はなかなか，難しいですよね…」と気持ちを返そう．「何とかしなきゃとは思うんですが」と動機づけについて話してくれたとしたら，次に進むステップである．まず，理解を確認しよう．「主治医の先生は，食事制限とビールについてどのように言っていましたか？」と開かれた質問をすると，患者の理解度がわかる．その患者の理解を手がかりに，必要な情報提供を行い，服薬継続での工夫を生かしつつ，現実的な目標を再設定していく．

5 面接技術を向上させるには

基本的な傾聴技術は，現在は入手しやすい教材も発行されているので，仲間と学ぶことが可能である[3, 5]．その他いくつかのヒントを挙げるのでスキルアップの参考にしてほしい．

① 自分の面接を聴く・観る

「自分の面接を聴く・観る」ことは技術向上に役立つ．仲間とロールプレイ📎を行い，録音・録画をして振り返ってみよう．自分の面接を知ることに加えて，ロールプレイで患者の体験をすることも学びになる．

ロールプレイの例を挙げる．強いストレスがあり，行動変容をしようとしない「頑固な」患者のプロフィールを作る．そのプロフィールをもとに，一人が頑固な患者，もう一人が「無理矢理行動変容させようとする管理栄養士」を演じる．そのやりとりを録音・録画し，患者・栄養それぞれの感想を記録する（そのあと役割を交代する）．次に，同じ患者と，もう一人が

Memo
▶ロールプレイ
　roleplaying
場面を設定し，複数の人が役割roleを演じることを通して，その場面での各役割について疑似体験する方法．

「話を傾聴する管理栄養士」を演じて，同様に録音・録画し感想を記録する．

そのあと録画を観ながら感想を共有する．可能であれば，録音から逐語録を作成し，実際のやりとりを検討するとさらに学びを深めることができる．

② 自分が自分のカウンセラーになる

クライエントの成長をサポートする専門家として，自分自身の成長を自分がサポートできるようになりたい．自分自身が，自分の良いところやできていることを細やかに見つけながら学び，実践を深めることが大切である．カウンセラー自身が「より良い支援を行わなければならない」「一人でやれて一人前．人に頼ることは弱さの証拠だ」といった自分を追い込む考え方をしていないだろうか．（➡ コラム「認知療法」）自分を励まし，自分を労りながら，必要に応じて周囲に相談できる専門職でありたい．

参照 P.101 へ

③ 柔軟な視点をもつ練習

相手の見方は，固定化されやすい．特に食行動の「問題」を改善するよう求められる管理栄養士は，患者の問題を見つけ，修正しなければという気持ちになりがちである．ときどき，当たり前だと感じている見方に，「別の見方をする」練習をしてみよう．たとえば，「問題のある」患者は「困っている」患者なのかもしれない．

その際「その（問題）行動は，本人にとって何かに役立っているのかもしれない」「（今は問題行動をしてしまっているけれども）元気なときは，そもそもどんな人だったのだろう」といった開かれた質問を，自分自身に投げかけてみることも役立つ．

B 行動変容理論とカウンセリングマインド, 技法を統合した実践

　カウンセリングの技術を使いながら, 患者にアプローチする方法について, 3つの例を紹介しながら説明していく. 1例目は, 動機づけ面接を用いた「やる気のない」患者へのアプローチ例, 2例目は, 行動分析を用いた肥満症患者へのアプローチ例, 3例目は, 糖尿病教育入院でのグループカウンセリングの例である.

症例 **40歳代　女性　公務員**

現病歴：10年程前から体重増加傾向にあり, 5年程前に職場の健康診断で糖尿病の傾向を指摘された. 近隣の内科に通院していたが主治医の指示(食事・運動療法)が継続できず, 通院を中断することがたびたびあった. 2年前からは検査値が悪化し, 薬物療法も開始. 医師の説得も効果がなく, 依然として生活習慣は改善せず, 薬を飲み忘れることもたびたびあった. 3ヵ月ほど前から腎機能の軽度低下を認めたため, 総合病院の内分泌糖尿病内科に勤務する管理栄養士を中心としたチームで関わることとなった.

現症：身長160cm, 体重75kg

嗜好歴：喫煙なし, 飲酒習慣あり, 運動習慣なし

家族歴：夫, 娘2人と4人暮らし

1 「行動を変えてあげなくては」の気持ちに気づこう

　患者行動のさまざまな理論を学び, 熱意をもって患者指導に関わると, 自分の健康に無関心な患者を「何とかしてあげなくては」という気持ちになりやすい. この熱意は対人援助に不可欠なものではあるが, 熱心に関わりすぎた結果, その関わりが患者にとっては押しつけや無理矢理の行動変容の強制と受け止められてしまい, かえって行動を変えることをかたくなに実施しないという悪循環を招くことがある.

　こういった悪循環が典型的に現れていたのが, アルコールなどの依存症の領域であった. もともとはこうした領域で, 患者の問題行動を「変えてあげなくては」という気持ちで, 患者に問題を自覚させ, 行動変容を強く説明するアプローチがかえって患者の抵抗🖉を招いてしまっていた. そこでそうした関わり方を見直したところから動機づけ面接が生まれた. 患者自身による行動変容が得られた面接で面接者は, 患者を変えようとするのではなく, 患者の話をよく聴き, 患者の自律性を尊重し協働することを通して, 患者自身が自分で自分の中にある動機づけに気づくよう「導いて(ガ

📎Memo

▶抵抗
クライエント自身が変わりたいと思っていたとしても, 変わることへの不安を強く感じてしまい, 変わるまいとふるまってしまう.

イドして）」いた．

2 変えようとすることをやめる

　症例に登場する管理栄養士は，主治医から「患者は問題意識が低く，このままでは合併症が進行してしまう．何とか問題に気づかせたい．今まで何度も説得したがうまくいかなかった」と言われて困ってしまった．チームで検討し，意見を交わすなかで「押してもダメなら引いてみてはどうだろうか」という意見が出た．そこで管理栄養士は，「押す」つまり説得してから指導をするのではなく，指導の前にまず聴くことから始めよう，と覚悟を決めた．つまり，変えようと思って話を聴くことをやめよう，と思ったのである．

　栄養カウンセリングでは，自己紹介をし，「今日は30分ほど時間をいただいたので，食事の話を私からする前に，Ａさんご自身の生活について，いろいろとお聞きできればと思っています」と面接の枠組みを伝えた．

　面接では**開かれた質問**🖉を使い（➡第4章A-3📍），**聞き返し**🖉をすることを心がけ，Ａさん自身に，毎日の生活や，食事や運動についてどのように考えているかを語ってもらった．Ａさんは自分の仕事に誇りをもっていること，仕事は忙しいが，娘の部活動・塾の送り迎えや準備もできるだけ手伝いたいと思っていること，運動しなくてはと，自転車を買ったが，結局時間が惜しくて自動車に乗ってしまうこと，スーパーで揚げ物を買って済ませてしまうといった話が語られた．管理栄養士は，「揚げ物はよくないですね」と指導したくなる気持ちを抑えて，Ａさんの小さな前向きな気持ちを聴き逃さないようにしようと考えながら，「いろいろ気をつけなくちゃと思っているけれども，娘さんのサポートが最優先だとも感じているのですね」とＡさんの価値観を**是認する**🖉ような対話に努めた．ある程度話を聴いたところで，Ａさんの話をしっかり聴けたか確認するために，**要約**🖉を適宜行った．

　クライエントのストーリーに沿って話を聴いていくなかで，管理栄養士は気づいた．多忙ななかで，通院を続けているのは，何とかしたいと思っているからではないだろうか．

> 管理栄養士：「仕事も，ご家族のことも今が一番忙しいなか，通院時間をとるのも大変だと思うのですが，受診を続けている理由は何ですか」
> Ａさん：「そんなことを聞かれたのは初めてです…．いつも先生に叱られますし，言われたことを全然やれない本当にダメな患者なんですけど，娘のためにも，自分が健康でいないとっていう気持ちはあるんです．でも忙しくて…．最近，前より疲れやすいし，階段を上ると息切れします．何とかしなくてはと思うんですが」

📍 参照 P.104へ

📎**Memo**

▶動機づけ面接の5つの中核技能
①**開かれた質問** open-ended question
自分を振り返り，詳しく説明できるような質問．
②**是認** affirmation
クライエントに人としての価値，成長の能力，行動を選択できる能力があることを認め，そのような人間であることに敬意を示すこと．
③**聞き返し** reflective listening
クライエントの考えや気持ちを聴き取り，それらをクライエントに確認・共有すること．
④**要約** summarize
聴き取ったクライエントの考えや気持ちの要点をまとめて返すこと．長めの聞き返しと考えてもよい．
⑤**情報提供と助言** providing information and advice with permission
クライエントの視点とニーズを深く理解したうえで，許可を得て情報や助言を提供すること．

管理栄養士は，患者の言葉を要約し，是認して返した．

> 管理栄養士：「娘さんのためにも，健康でいたいが，忙しくて言われたことがやれない．でも体調の変化を感じている．何とかしたい…」
> Aさん：「ええ．何とかしなくてはと思ってはいるんです」

Aさんに隠れていた動機づけが見いだされた発言（変化を語る言葉：チェンジ・トークchange talk）である．この後，面接ではさらにAさんの動機づけを引き出しながら，Aさん自身が現在の生活でも実践できそうだと感じられる具体的な食事の工夫（総菜の選び方，冷凍の減塩弁当の活用など）を提案した．

❸ 動機づけ面接とは

動機づけ面接 motivational interviewing（MI）は，ミラーMillerとロルニックRollnickにより開発された，対人援助理論および面接スタイルである．**協働**partnership，**受容**acceptance，**思いやり**compassion，**喚起**evocation🔖の4つの精神に基づいて，行動変容に対するクライエントの動機づけを扱う面接である．

これらの精神を基盤とし，4つのプロセス，①**関わる**engaging（カウンセラーとクライエントが協働できる関係づくり），②**フォーカスする**focusing（患者が語った変化についての話のうち，患者が目指すものに焦点を合わせていく），③**引き出す**evoking（患者自身の考えや感情を丁寧に聴き，変化することへの動機づけを引き出す），④**計画する**planning（患者の動機づけが高まり，どのように変わっていくかを考え始めた際に，適宜情報を提供し，それに対するクライエントの考えをさらに引き出しながら具体的に計画を立てる）に基づいて面接を進める．

上述の例は，動機づけ面接の5技法（開かれた質問，是認，聞き返し，要約，情報提供と助言）を用いたカウンセリング例である．動機づけ面接では，これらの技法を用いて葛藤・矛盾（変わりたい気持ちと変わることへの抵抗感）をも丁寧に扱うことで，クライエント自身が自分の矛盾に気づき，解決していくプロセスを支援する．やる気のない患者に接して，支援者が「問題があるのに，なぜやらないのか」という気持ちになったときは，少し立ち止まってみよう．そして「やれないと思う気持ちとやらなきゃと思う気持ちの両方を誰もが持つ」ことを理解し，「変わりたいと思う気持ちの芽を見つけて，一緒に育てていこう」と考えながら話を聞いてみよう．

📎**Memo**

▶**協働**partnership
クライエントとパートナーシップを結び，ともに話し合いながら進む．
▶**受容**acceptance
クライエントとカウンセラーの違いを受け入れ，クライエントが自分で判断することをサポートし，変化に向かうことを認めること．
▶**思いやり**
　compassion
患者の側に立つ．つまり，最終的な目標がクライエント自身の福祉であり，それと無関係なものは脇におくこと．
▶**喚起**evocation
カウンセラーが足りないものを教えるのではなく，クライエントの強みや変化に向かう気持ちを，クライエント自身から引き出すこと．

| 症 例 | 60歳代　男性　自営業 |

現病歴：生来肥満があったが，左足のしびれと腰痛が増悪して腰椎椎間板ヘルニアと診断され，手術が
予定されたが，BMI 31.4 kg/m² であり肥満と判断されたため肥満外来にコンサルトされ，治療が開始
された．以降，外来通院を継続していた．セルフケアがなかなか難しく，医療者からは特に毎日の飲酒
行動が問題視されていた．

現 症：身長170cm，体重90kg

嗜好歴：喫煙なし，飲酒習慣あり，運動習慣なし

家族歴：妻，娘と3人暮らし

4 私たちは患者に何を望んでいるのだろう？

　ほかの病気の治療に比して，肥満症や糖尿病治療では患者自身に求め
られることが格段に多い．では，私たちは患者に何を求めているのだろう
か．それは，主に① 食事療法(例：野菜を食べる)，② 運動療法(例：散
歩をする)，③ 薬物療法のアドヒアランス(例：薬を飲む)だろう．これら
はすべてが"**行動**"であるという共通点をもち，医療者は患者に新たな"行
動"が生起すること，そしてその行動が維持されることを期待している．

　このような視点から考えたとき，この症例には，「お酒を飲む」という行
動の頻度を下げ，そして，ほかの新たな望ましい行動を試し，維持するこ
とが必要とされた．

5 その行動が続いているのはなぜなのだろう？

　われわれ人間は日々行動の選択をしている．そして，その行動の選択
(すなわち，その行動の生起と維持)には，そのときの環境や身体感覚，
気持ち，考えが影響を与えている．したがって，適切な行動選択の頻度
を上げるためには，この**行動の周辺要因のアセスメント**をすることが有用
である．

　たとえば，あなたが今この本を"読んでいる"のは，"臨床で困ってい
る"，"教科書に指定された"などのきっかけがあったからではないだろう
か．つまり，行動の起こりやすさには，直前のきっかけが影響する．ま
た，今こうして本を"読んで学ぶ"ことで，そのあとに何か良いことが起こ
るだろうと期待している．原則的には，読んでも良いことがないと思えば
読書はしないからである．同様に，「百害あって一利なし」という望まし
くない行動でも，本人にとってはごくわずかでも何らかの利益が生じている
ものだ．たとえば喫煙はその最たる例で，本人にとってはイライラした気
持ちが和らぐなどのメリットがある．"行動"が日常生活に定着するかどう
かを決めるのは，こうした行動のあとの出来事である．

　すなわち，行動は直前の"きっかけ"によって起こりやすさが決まり，直

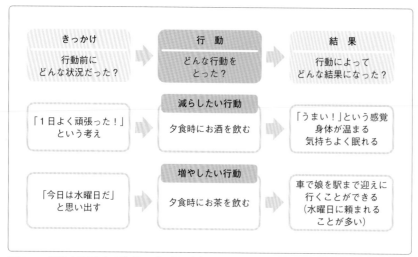

図4-1　行動を理解する枠組み（行動分析）と症例の行動理解

後の"結果"によって定着のしやすさが決まる．このように行動の前後の流れを分析する方法を行動分析という（図4-1）．（➡第2章B-1）

参照 P.18 へ

6 理解した行動の仕組みから具体的で実行可能性の高い目標を設定する

　　この症例は，禁酒がなかなか実践につながらなかった．そこで，"晩酌"行動のきっかけ，それによって得られる結果は何かを話し合ったところ，図4-1のように"晩酌"が維持されている仕組みが共有された．しかし，望ましい行動も全く起きていないわけではなかった．代わりに"お茶を飲む"ときがまれにあり，その行動についても同じように検討した（図4-1）．この相談のなかで，"水曜日の夕食時は確実にお茶にする"ことはまず取り組めそうだと目標設定された．この行動のきっかけとして，毎日確認する手帳の水曜日の欄をマーカーで色づけしたところ，手帳を見ることで「今日は休肝日だ」と思い出すと話した．水曜日に設定した休肝日が実行されるようになり，成功体験を積む一歩となった．

7 「○○しない」ではなく，「○○する」目標を立てる

　　この症例のように，目標は「○○しない」という形態ではなく，「○○する」という形態にすることが推奨される．なぜなら，「○○する」という設定を用いることで，その行動が生起しやすい状況を分析でき，きっかけづくりのヒントが得られるからである．そして，そのときに取り上げる"望ましい行動"は，頻度は低くても生活のなかですでに生起されている行動を選ぶ．そうすることで，できる限り少しの努力で**成功体験**を積める状況をつくることができる．

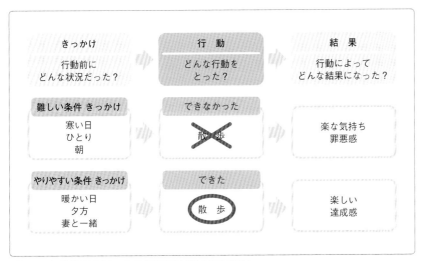

図4-2　行動分析を用いた目標行動実践の振り返り

8 "できなかったとき"より"できたとき"に注目しよう

　相談で目標行動を設定したら，次回の相談ではその行動がどのくらい遂行されたかを確認する．誰だって"できなかったとき"に注目されるのはつらいもの．"できたとき"に焦点をあて，そのときの様子に興味関心をもって聴くことができれば，その行動が生起しやすいきっかけを一緒に共有することが可能になる．また，つまづきに対する罪悪感を減らすことができるという副次的な効果もある．

　この症例の患者は相談を続けるなかで運動に関しても興味をもち，自ら散歩を始めた．この行動もできるときとできないときがあり，それらについて飲酒行動と同様に分析を行った（**図4-2**）．「できたとき」と「できなかったとき」は何が違ったのか？　一緒に振り返って検討することで次へのヒントが見つかる．散歩をして楽しかったのは妻を誘ったときだったという答えが得られ，晴れている日の夕方に夫婦で散歩をするという戦略を立案し，継続できた．

9 "行動"を理解しようという姿勢が関係づくりにつながる

　「テレビ番組で○○が身体に良いとやっていたので，最近○○を始めました」という声によく出会う．人は，"誰"から"どんなタイミング"で"何を"言われるかで，行動変容に至るかどうかが大きく変わる．少なくとも「相談したい」「あの人が言うことを少しは試してもいいかな」と思われる存在でいたい．

　そのために，患者の行動を分析して支援に生かす際には，"一緒に整理してみましょう"という姿勢で"**協働的に行動分析を用いる**"という態度を

大切にしたい．「相手の行動の良くないところを指摘する」「行動を変化させる」という意図で用いられれば，そこから得られる情報をもとに行動変容を試みようという患者の**動機づけ**は高まらない．"行動"を一緒に眺めて分析する，という客観的態度を患者と共有することで，責めることなく冷静に何が起きているのかを理解し，戦略を立てることが可能になる．患者も自らその行動が生起しにくい，もしくは生起しやすい条件に気づくことができ，"自分のために自分で決めて工夫できる"ことにつながりやすくなる．人に定められたことと，自ら決めたことのどちらが実践に結びつきやすいかは，自明のことである．

　また，症例で示したように，行動分析を患者と共有すると，こちらも患者の行動について「なるほど！」と自然に理解できるという副次的効果もある．行動のコントロールに有益な方略として行動分析を用いるだけではなく，療養の苦労の理解と関係づくりという基本的な姿勢にもつながるものである．

臨床で 役立つコラム ✏

▶▶ "いいわけ"は"できないときの条件"の表現

　目標にした行動がうまく遂行できていないとき，なぜそれを実施できなかったかについてのさまざまな理由を患者さんは教えて下さる．それを"いいわけ"と認識してしまうことはないだろうか．"いいわけ"は過失を取り繕うための説明なので，そもそもこちらが"できなかったとき"に着目すれば当然だといえる．相談者が"できたとき"に着目していれば，異なる展開になることも多い．

　このとき，われわれは患者さんが"しなかった"のではなく"できなかったのだ"と考えてお話を伺うことが役に立つ．患者さんは，今ターゲットとなっている行動が生起・維持されにくい状況やきっかけを説明してくれていると受け止め，その情報収集に努めよう．きっと次の戦略への材料となるはずである．

> **実践例** 教育入院でのグループワーク
>
> 　筆者(臨床心理士，公認心理師)の所属する総合病院の糖尿病・代謝センターでは，糖尿病，脂質異常，肥満症，メタボリックシンドローム患者を対象に教育入院を行い，患者が生活習慣病療養の知識や食事療法，運動療法を習得できるよう，多職種チームで講義や療養指導にあたっている．心理職の担当する教育入院プログラムとして，食事療法・運動療法の行動変容(動機づけから自己管理まで)を目的とし，1グループ5〜7名で60分間の心理グループワークを実施している(入院5日目，1日計2グループ)．円座になり筆者が司会進行している．
>
> 【プログラム手順】
>
> ①事前評定：食事療法・運動療法に取り組む重要性の認知と自己効力感を患者が自己評定(0〜100％の主観評定)する．
>
> ②グループワーク冒頭に事前評定を参加者全員で発表，共有する．
>
> ③事前評定値に応じた質問をして話し合う(手順の詳細は参考文献7を参照)．

⑩ アドヒアランス向上にグループの効果を生かす

　糖尿病はインスリンの作用不足による高血糖状態が慢性的に続くことで網膜症，腎症，神経障害，動脈硬化性疾患などの合併症に進展して命や生活の質を著しく損なうおそれがある．糖尿病療養では，合併症への進展を防ぎ生活の質や寿命を保つために，日常生活でのセルフケア行動(食行動変容，運動習慣の形成と促進，体重や血糖の自己測定〈必要な場合は内服，インスリン自己注射〉)が治療の基本となる．療養指導では，知識を教えるだけでなく，患者が生活改善の意義を理解して，主体的に日常生活習慣を改善し継続していけるよう**アドヒアランス**を高める観点からの指導も必要であり，本項ではグループアプローチの利点を指導に生かす例を紹介する．本書第3章で管理栄養士が行う集団介入について詳しく記載されているため，本項では，心理職(臨床心理士，公認心理師)が糖尿病患者のグループワークを実施した実例を提示する．心理職が行う場合の特徴を知り，管理栄養士の実践に生かしてみてほしい．

　まず，心境や実情を率直に語るために安全で安心して話せる場を用意する．そのためには，グループに参加する際の約束ごと(面接構造)として，グループ実施中は参加者および部外者の入退室は控えること，他参加者の発言に対して非難や否定をせず尊重し合うこと，グループ以外の場で口外しないこと(守秘)などをファシリテーターが学習者(参加者)に伝え，お願いしておく．

⑪ グループ形式による心理的効果

　グループ形式による心理効果には，**普遍化**(同じ困難を抱えた同病者がほかにもおり，自分一人だけでないと思えて力づけられる)，**モデリング**

> **Memo**
> ▶ **アドヒアランス**
> アドヒアランスadherenceとは，患者が主体的に治療方針の決定や治療プロセスに参加していくことを意味する用語である．以前は「医療者の指示に患者が従う程度」という意味であるコンプライアンスcomplianceという用語が用いられていたが，この概念は医療者中心の発想であったため，現在では主にアドヒアランスが用いられている．

📍 参照 P.81 へ

> **Memo**
> ▶ **面接構造**
> カウンセリングを行う場所や実施の仕方などの枠組みのこと．

modeling（同じ立場の者が療養上で努力・工夫している姿を見聞きし，アイデアが得られ，手本として自分にも取り入れてみる），**効率化**（同一の教育内容を複数の参加者に同時に伝え，時間・労力を少なくできる），**相互支援**（同じ立場同士で学び合う，支え合う〈ピア・エデュケーション peer education〉）といったものがある．

　学習者の類似性によってグループで扱えるテーマや目的が異なる．次のことに配慮してグループメンバーを集め構成したり，テーマ・目的を設定しよう．まず「均一」である場合，同じ病態の参加者で類似点が多いため共通のテーマ，学習課題を絞って設定しやすい．次に「異質」である場合，参加者個々で病状や進行度が異なっている．この違いを生かし，病歴の浅い患者が病気とのつき合い方を先輩患者に学ぶ．病状の進んだ参加者の体験を聞くことで合併症に進展する前に予防意識を高める．

⓬ グループでのやりとりの実際

❶ 糖尿病であることの認識や感情を話し合う

　罹患したことへの受け入れ難さや落ち込みや怒り，不安，戸惑いなど負担感情が大きいままでは療養に着手することが難しくなってしまうため，病気や療養への**負担感**を確かめる．特に病歴が浅いほど「糖尿病と告知されて，どう感じたか」と糖尿病への先入観，イメージを聴いておく．自分が糖尿病であると実感が湧かない場合も，経験者の療養体験談で「病とともにある生活」のイメージがつきやすくなる．

> Ａさん（女性，病歴20年）：「『糖尿病はぜいたく病』と言われるのが嫌で，人に糖尿病と知られたくない．人目を避けて夜遅い時間に歩くと続かない」
> Ｂさん（男性，病歴30年）：「病気を周りの人に伝えることは絶対に大事．人から食べ物を勧められなくなる」
> Ａさん：「『人がどう思っても私はこの病気だから歩いています』と開き直らないとね」

　Ｂさんの発言を受け，Ａさんは自分のために取り組む意向をみせた．こうした気持ちが引き出せたなら，病気を抱えていること，糖尿病への偏ったイメージで自分を見られてしまうことの負担を是認しつつ，「ほかの皆さんは自身の病状をどのように受けとめ，どのように伝えていますか？」と尋ねて，伝えることの利点を患者から引き出すことも大切である．

　ときに「病気を認めたくない」思いの背景に，自身の生活習慣に起因するものではなく，膵炎やステロイド投与が発症要因にあり自身の責任として引き受け難くなっているとみられる学習者もいる（「発症したのは自分の

せいじゃないのに」という思い）．病名を他者に伝えることは，糖尿病を自分の病として引き受けているかを窺い知ることにもつながる．

Ｃさん（病歴30年男性）は，インスリン注射も離脱してHbA1c 7％前半を維持してきた．

> Ｃさん：「皆さんにお伝えしておきたい．私は糖尿病になって健康です．糖尿病があるおかげで数値をキープしようと意識して，飲み過ぎないようになった」

糖尿病やほかの持病を抱えているからこそ健康にありがたみを感じて自制する姿勢は，同病者にとって模範となる．これは医療者が病気への危機感を植えつけるのでなく，同病の経験者から予防意識を見習い，学び取り入れることになる．

❷ セルフケアが困難な場面への対処を学び合う

節制が緩む落とし穴など，日常で体験しやすい困難を共有し，対処の難しい場面について皆でアイデアを持ち寄る（ブレインストーミングbrainstorming🖉）．また，継続できている望ましい習慣（運動や間食節制，インスリン注射）について，「長続きできている秘訣・コツ」を尋ね，引き出す．ほかの学習者の工夫や努力を聴くことで，見習い（モデリングmodeling），自分にもできそうだという励みにもなる．

> よく挙がる対処の例：間食の誘惑・衝動への対処，会食・接待など他者にあわせて飲食する場面での対処（店選びを自分にあわせてもらう，料理を人に分け与えるなど），外食で残す代わりに「少なめ」でオーダーする，飲食に代わるストレス解消，働き方・休憩を調整して食事時間を確保する，家族に協力を求めるなど．

これらには周囲に療養への理解・協力を求めることが含まれているため，直接的にコミュニケーション（伝え方，頼み方，断り方）の向上を支援することにもなる．また自身の健康を守り，大切にする気持ちを育み，それを優先して行動することにもつながる．

> Ｄさん（60歳代女性，病歴6年，HbA1c 6.7％）：「『これは食べるのをやめておこう』と毎日戦ってる．ただ忘年会や新年会などで緩む．食べ物を見ると食べたくなるけど，食べたくなったらブラックコーヒーでやりすごしています．仕事先で茶菓子を出されたときには，『退院したばかりなので食べないわ』と断っています」
>
> Ｅさん（70歳代男性，病歴30年）：「病名を伝えづらいときは？」

Memo

▶ ブレインストーミング

創造的な発想を得るために集団で行う思考方法．他者のアイデアを批判・評価しないというルールのもとで，自由にアイデアを出す．問題解決につながるアイデアが得られやすいといわれる．

Dさん：「病名を出さなくても『血糖値が高いから控えておくわ』と伝えています」

Eさん：「私は自分が糖尿病であることを伝えている相手と，伝えていない相手がいる．病気であることを弱い所として隠したがるけど，伝えてないと人から酒や食事を勧められるんだな．自分から人に糖尿病であることを伝えるのも大事ですね」

　司会進行役は，相手や場面によって病名を公表しにくい場合もあることを認めたうえで，多様な伝え方ができることを例示しまとめた．

❸ 血糖コントロールの先にある独自の生き方を明らかにする

　「先が短いなら我慢するより食べたいものを食べたほうが幸せだ」と食事療法への拒否，反発を示す参加者もいる．食は喜びや団らんでもあるので，食に伴う快感情や対人交流を失うようにとらえて寂しさや落ち込みを感じたり，節制を拒みたくなる心境を「もっともなこと」として，まずは是認する．また，血糖値や体重の増減に一喜一憂し，食事・運動を守れない自分を責めたり情けなく思った末の，諦めや開き直りの心境かもしれない．治療や療養の手段に心を縛られ目的を見失っているのであれば，血糖コントロールを保ち合併症を防いだ先にどんな生活を望んで何を大切にしたいか（価値観）を尋ねることがセルフケア行動への動機づけにつながる．

管理栄養士：「食事療法，運動療法それ自体が人生の目的ではないとしたら，ご自身にとって何のために食事療法，運動療法をするのでしょうか？」「今以上に病状が進行することなく自由の利く身体のままでいられたとしたら，どんな生活を送りたいでしょうか？どんなことに時間や活力を注いでいるのが，ご自身の喜びになると思いますか？」

　家族に隠れての間食をせずにいられるようになり，HbA1c 6%を維持していた70歳代男性は，間食を控え療養するのは「孫のために健康でありたい，孫の嫁入りを見届けたいという目的をもてたのが大きいです」と述べた．ほかにも，特定の趣味を通じた人付き合いを保ちたい，学校で学び直したい，自分の脚で歩ける自信を保ちたい，などの声のなかにその人らしい生き方や価値観が明らかになる．

　個人，集団とも指導においては説得して指示に従わせるのでなく，改善への動機を引き出し，患者自身が生活習慣上の問題点を記録や振り返りから発見できるように援助者がガイドする姿勢が重要であり，それは多職種に共通するスキルとして栄養指導に生かすことができる．

🔞 おわりに

❶ カウンセリングマインド

　私たちは支援者としてクライエントと出会うとき，話を伝え・聴いている．この技術を磨くことで，栄養指導の質を高めることができる．もちろん，管理栄養士は心理カウンセリングの専門家ではないので，心理療法や心理カウンセリングを行う必要はない．カウンセリングの考え方や技術を役立てつつ（これを「カウンセリングマインド」という），栄養指導のプロとして栄養教育を行っていこう．

❷ チーム医療と役割分担

　チーム医療においてカウンセリングによる支援を行う際には，誰が・どのように・どのような点について・どの程度深く話を聴くかを考えておくこと，場合によっては役割分担をすることが重要である．こうした判断をチームで行っていくことが，支援の質を向上することに役立つ．クライエントの気持ちを聴く必要がある場合，心理職や看護職などが栄養指導・患者指導とは別に，気持ちのみを聴くことが有効な場合もあれば，管理栄養士が栄養指導の一環として聴くことが有効な場合もあるだろう．

　また，話を聴くこと・伝えることは，一専門職者としてほかの専門職者とコミュニケーションするときにも大切なスキルである．困った患者がいるときだけではなく，普段から他職種と患者の支援やその困難，そうしたときに感じる気持ちについて，率直に意見交換ができることが，支援者自身が健康を保ちながら良い支援を行うために役立つ．この際にも，本章で紹介したさまざまなスキルや態度が役立つだろう．

❸ 自己成長に役立つカウンセリングマインド

　話を聴くことはスキルであり，少しずつ磨くことができる．そして話をどのように聴くかを考えることは，対人援助職として自分がどのようにクライエントに向かい合うのかを考え，専門性を高めることにつながる．本章の内容をヒントにして，自己成長につなげていこう．

第5章

栄養教育の展開について考察する

A 予防に焦点をあてた栄養教育（課題と留意点）

1 妊婦・授乳婦，新生児・乳児

1 妊婦・授乳婦

　妊娠・授乳期は，心身やライフスタイルの変化のために，身体的にも精神的にも負担が大きい時期である．**健やか親子21**[1]では，切れ目ない妊産婦・乳幼児への保健対策，子どもの健やかな成長を見守り育む地域づくり等を基盤課題とし，妊娠期からの児童虐待防止対策や，育てにくさを感じる親に寄り添う支援等が重点課題として挙げられている．妊娠・授乳は，これをきっかけに食生活を変容させやすい時期でもあるが，妊娠の可能性が高い日本の若い女性は，エネルギーや栄養素の摂取量が必要量に満たないことや痩せていることが多く，**低出生体重児**（2,500g 未満）の割合も増加している．胎児期〜出生後早期の低栄養が，将来の生活習慣病等のリスク要因になること（**DOHaD説**）から，妊娠前からの栄養教育が求められている．

　妊娠・授乳期の栄養教育としては，妊娠中は産科施設や市町村保健センター等で実施される母親学級・両親学級などによる集団指導や，貧血や高血圧，高血糖などの問題を有する場合に行われる産科施設での個別指導等が挙げられる．**妊婦健康診査**（妊婦健診）や産後直後の健康診査（健診）の栄養を含めた健康に関する指導は，助産師等の他職種が行うケースが多いため，連携が重要となる．

a.どのように実態を把握するか（アセスメントの内容と方法）

　①妊娠，出産に関わる事項：年齢，妊娠歴，週数，②生活状況：就業の有無，就業形態，家族構成，同居人や支援者の状況，経済状況，③健康・栄養状態：身体計測，臨床検査値，非妊娠時の体格，体重増加量，胎児の発育状況，④食物摂取状況：食事（間食も含む）内容や量，回数，時間，食品の利用頻度，調理方法，飲み物，調理の頻度や内容，外食の頻度，飲酒，サプリメントの利用等が，アセスメント項目として挙げられる．妊婦健診の結果，母子手帳の記録，質問紙調査や聞き取りで把握していく．

b.どのように課題を抽出し，目標を設定するか（明確化する際の留意点）

　個別指導の場合は，診察・臨床検査や食生活調査等の結果から課題を抽出できるが，集団指導の場合は，対象者の事前把握が難しい．そのた

📎 **Memo**

▶ **健やか親子21**
平成13年（2001年）から開始した，母子の健康水準を向上させるためのさまざまな取り組みを，みんなで推進する国民運動計画である．平成27年（2015年）度からは第2次計画〈〜令和6年（2024年）度〉として，現状の課題を踏まえ，3つの基盤課題（A：切れ目ない妊産婦・乳幼児への保健対策，B：学童期・思春期から成人期に向けた保健対策，C：子どもの健やかな成長を見守り育む地域づくり）と，重点的に取り組む必要のある2つの重点課題（① 育てにくさを感じる親に寄り添う支援，② 妊娠期からの児童虐待防止政策）が設定されている．

め，その施設での過去の調査や，既存の調査で実態を推察する．授乳期の困りごとは，乳幼児栄養調査[2]から，全国の状況を知ることができる．

c. 教育計画を策定する際の留意点は何か

（期間，時間，回数，学習形態，場所，チームなど）

ここでは，妊娠期の栄養教育として，産科施設で実施する母親学級・両親学級を事例として説明する．母親学級・両親学級は，妊娠・授乳，子育てに関わるさまざまなことを，他職種と共同で実施していくプログラムである．事例は，妊娠中の約8ヵ月間で，各教育内容を1時間，妊娠週数ごとに3日間のプログラムを作成し，実施した．産科施設の場合は，助産師，管理栄養士が中心だが，市町村保健センターの場合は，保健師，歯科衛生士，保育士などが関わることも多い．産科施設で実施する母親学級は，その施設での妊婦健診を受診している妊婦が対象になるため，事前把握やその後のフォロー・評価がしやすいが，市町村保健センターで実施する場合は，母親学級・両親学級だけの関わりとなることが多いため，その後のフォローや評価が難しい．

妊娠中は，心身の負担も大きく，核家族化が進む現代においては，孤立しやすく不安を抱える妊婦も多い．そのため，母親学級の場を仲間づくりの場とすることや，地域にある育児支援の機関や制度についての情報提供なども，教育計画の中に組み込むとよい．学習形態も，講義形式だけでなく，妊婦同士が関われるようなグループワークを取り入れるとよい．

d. 汎用される既存の教材を紹介し，その教材で何をどこまで教育できるのか

妊婦・授乳婦の教材には，「妊産婦のための食事バランスガイド」[3]と，「妊産婦のための食生活指針」[4]がある．食事バランスガイドは，料理の量や栄養バランスのとり方のイメージがつきやすい．食生活指針は，妊娠・授乳期の食生活で気をつけることのポイントがまとめられている．高血圧，高血糖などを有する場合は，個別対応となるため，それぞれの治療ガイドラインに沿って教育を行う．

e. 計画を実施し，評価してより良いプログラムにするためにどのような仕組みが必要か

事例では，短期〜長期目標を設定した．今回のプログラムでは，短期目標である学習目標の達成状況を，ワークシートの記述やグループワークの発表内容をもとに評価を行った．母親学級・両親学級は，他の職種と合同で実施することも多いため，評価方法や項目を統一させたり，数値化できる項目を作成すると，共有認識が持ちやすくなる．今回の事例では，助産師が担当する「妊娠の経過と過ごし方」でも管理栄養士の教室と同様に理解度や学んだことをワークシートに記入してもらい，状況を把握した．

妊婦健診は，栄養状態に問題がなければ医師・助産師が実施するため，

事例

母親学級・両親学級

目的：妊娠・出産，子育ての知識を教え，妊婦の疑問や悩みを解消するとともに，参加者同士の仲間づくりの場とする．

プログラム

日　程	対象となる妊婦	内　容	担　当
1回目	妊娠初期～27週くらいまで	妊娠の経過と過ごし方	助産師
		妊娠中の栄養・食生活	管理栄養士
2回目	妊娠24週～32週くらいまで	授乳の方法・食生活	助産師・管理栄養士
		赤ちゃんの育て方	助産師
3回目	妊娠28週～	入院準備，出産	助産師
		お父さんや周りの家族の役割	助産師

定員20名，各回とも1時間で実施する．

〈妊娠中の栄養・食生活の教育計画〉

短期目標：妊娠中の食生活の留意点を理解する．

中期目標：妊娠の経過に合わせた食生活を実践できる．

長期目標：母子の食生活を振り返ることができ，適切な食生活を妊娠中から産後以降も実践できる．

教室の例（第1回目）

時　間	教育内容	指導上の留意点	教　材
①導入 3分	●あいさつ，アイスブレイク，目的を説明する．	前のプログラムに続いての講義のため，体を少し動かすようなアイスブレイクを取り入れる．	
②講義 25分	●妊娠中の食事の基本，留意点を説明する．	妊娠中の食事の量や組み合わせ方をイラストや写真を用いて，わかりやすく説明する．	講義内容のプリント
	●各自ワークシートに，昨日の食事と，どのように改善したらよいかを記入してもらう．	記入ができているか，見て回り，適宜指導する．	ワークシート（前日の1日分の食事を，「主食」「主菜」「副菜」「その他」の項目に分け，献立名とその量を記入．また，講義を受けて気づいた改善点を記入する）
③グループワーク 22分	●妊婦を4人程のグループに分ける．グループで料理カードを用いて，1食分の献立を考えてもらう（適正なエネルギー量で主食，主菜，副菜がそろった献立の作成を目指す）．	各グループの状況を見て回り，質問に答えたり，アドバイスをする．	料理カード
	●できた献立をグループごとに発表してもらう．		
④まとめ 10分	●解説，質疑応答を行う． ●ワークシートに学んだこと，感想を記入後，提出してもらう．	提出されたワークシートは，コメントを記入して，次回の妊婦健診の際に返却する．	ワークシート

結果・評価

　ワークシートの記述から，前日の食事で主食・主菜・副菜がそろっていない，あるいはそろっていても量が適切でない人が約7割いた．教室の理解度（「とても理解できた」「理解できた」「どちらともいえない」「あまり理解できなかった」「全く理解できなかった」の5つから選択回答）は，「とても理解できた」，「理解

できた」と回答した人が約9割おり，実際の食事の量や献立の組み合わせ方の理解が深まったようだ．また感想には，悩みを解決できたり，仲間づくりにつながったという記述が約6割あったため，グループワークで妊婦同士が話せる機会を設けたことも，その結果につながったことが推察された．なお，提出されたワークシートにコメントを記入し，次回の妊婦健診時に返却することが，一人ひとりに対するフォローにもなる．

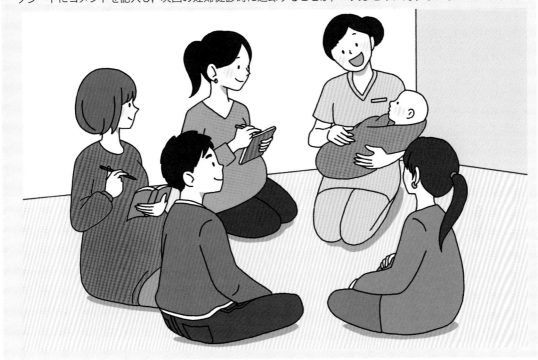

計画前の実態把握やその後のフォローを含めて，他の職種と情報共有ができるようにカンファレンスを定期的に実施するなど，体制を整えておくとよい．

f. 残されている課題は何か

妊娠期間中は，妊婦健診と併せてフォローしていくことが可能だが，出産後，授乳期のフォロー体制が充実していないことが課題である．産後2週間や1ヵ月の産科施設での健診は母親のフォローができるが，その後の健診は子どもが中心となってしまうため，授乳婦・母親への栄養教育の体制が不十分である．また，高血圧，高血糖などの問題を有する場合は，産後のフォローがより重要となる．そのため，産前から，どこの医療機関でフォローをしていくか，医師等と相談しながら決めていく．

❷ 新生児・乳児

授乳・離乳食が子育てにおける最初の不安になることも多く，子どもたちを健やかに育てていくためにも，保護者と子どもの支援を管理栄養士が早期から実施し，切れ目のない支援をすることが求められている．

　新生児・乳児への栄養教育は，**乳児健康診査**(乳児健診)，市町村保健センターでの育児相談や離乳食講習会，保育所，病院などさまざまなところで実施されている．乳児健診は，母子保健法により，市町村が乳幼児に対して実施している健康診査で，身体的，精神的および社会的に最適な成長発達を遂げることを助けることを目的としている．乳児健診の栄養教育の内容は，発育・発達に合わせた授乳，離乳食が適切に進められているかを確認し，支援をしていくことが中心である．実施は任意であるため各市町村によって方法は異なるが，保健センター等で育児相談や離乳食講習会等を実施し，乳児健診以外の場でも食支援の充実を図っている．また，乳児を預かる保育所では，授乳・離乳食の提供を含む**食育計画**に基づいて実施している．なお，病院での栄養教育の場合，疾病や障害に合わせた専門的な指導が求められる．

a. どのように実態を把握するか(アセスメントの内容と方法)

　身体計測，健診結果(医師の診察，保健師や臨床心理士等の相談結果等)，家庭や保育所給食の喫食状況など，保護者への聞き取りや質問紙調査から実態把握を行う．各市町村や病院によって異なるが，乳児健診の問診票には，栄養状態の把握として，母乳・ミルクなどの量や回数，離乳食の摂取量，困りごと等の項目が挙げられている．

　乳児期の栄養教育として，A市にあるB保健センターでの事例を示す．A市では，離乳食講習会を初・中期向け(対象：5〜8か月児)と後期向け(対象：9〜11か月児)の2つを毎月実施している(各定員：20名)．平成27年(2015年)度**乳幼児栄養調査**[2]では，離乳食で困りごとを抱えているものが，約7割報告されていることや，これまでの離乳食講習会や乳児健診時において，「離乳食の進め方がわからない」「困っている」と答えた保護者が多くみられたことから，子どもの発育・発達に合った離乳食の進め方を保護者に理解してもらうことを目標に，離乳食講習会として栄養教育を再計画することとした．

b. どのように課題を抽出し，目標を設定するか(明確化する際の留意点)

　集団指導の場合，事前に対象者の実態や課題を把握することが難しいため，過去の実施場所での調査や，乳幼児栄養調査[2]などの他の調査結果も参考にするとよい．乳児は，個人差も大きく，体調不良により離乳食が中断されることもあるため，食事の量や調理形態が変わることも多い．そのため，乳児の場合は食事の評価が難しい．そこで本事例では，学習目標，環境目標を中心に講習会の計画を立案した．

c. 教育計画を策定する際の留意点は何か

(期間，時間，回数，学習形態，場所，チームなど)

　各市町村では，保健事業計画が策定されているため，それに基づいて教育計画を策定する．事例のA市B保健センターでは，乳児健診である

事 例

離乳食講習会

対象：A市B保健センターの所管，5〜8か月児（初・中期）の保護者（20名）

課題：離乳食の進め方がわからないなど，困っている保護者が多い

	目 標	評価方法
学習目標	発育・発達に合わせた離乳食の進め方を知っている保護者を増やす．	事前・事後の質問紙調査（講習会当日）
環境目標	離乳食について相談できる人や場所がある保護者を増やす．	事前・事後の質問紙調査（講習会当日）

実施者：管理栄養士2名，保育士2名

事前調査：受付時に質問紙を配布し，回収する

〈調査内容〉現在の月齢，聞きたいこと・困っていること，進め方や適量を知っているか，相談できる人や場所があるかなど．

事後調査：講習会終了時に質問紙を配布し，回収する．

〈調査内容〉離乳食の進め方を理解できたか，困っていることは解決できたか，相談できる人や場所ができたかなど．

時 間	内容と進め方	指導上の留意点	教 材	担当者
①導入 3分	● 管理栄養士のあいさつ．アイスブレイクを交えつつ，目的を説明する．			管理栄養士
②講義 25分	● 離乳食の進め方（始め方，目安量，調理形態，作り方），受付時に調査した聞きたいこと，困っていることの解説を含め，実演・試食を交えながら説明する．	● 食物アレルギーの確認をする．試食は大人のみとする．	● 講義内容のプリント（離乳食の進め方），調理器具（鍋，包丁，まな板，おろし器など），離乳食（試食），食具（離乳食用のスプーン，皿など）	管理栄養士
③グループワーク 23分	● 参加者を2グループに分け，各グループに管理栄養士，保育士が1名ずつ入る． ● 参加者に簡単な自己紹介をしてもらう． ● 離乳食に関する悩みを自由に発言してもらい，他の参加者の意見も取り入れながら，管理栄養士がアドバイスをする．	● 乳児と一緒に参加する方が多いため，保育士は，保護者が話に集中できるよう，乳児の対応を適宜行い，安全面にも配慮する． ● 自己紹介や，ほかの参加者に話を振ることで，発言しやすい雰囲気をつくる． ● 食事以外の子育ての相談が出た場合は，保育士が回答する．		管理栄養士，保育士
④親子の交流 5分	● 親子でできるふれあい遊びを教える．			保育士
⑤まとめ 3分	● 管理栄養士がまとめを行い，参加者に質問紙の記入をしてもらい，回収する．		質問紙（事後調査）	管理栄養士

3，4か月健診を保健センターで実施しているが，6，7か月健診，9，10か月健診は医療機関に委託している．市町村により，乳児健診の受診時期，場所は異なる．乳児期の場合，個人差や家庭の背景も多様で，相談内容が多岐にわたること，また保護者同士の関係づくりも重要となることから，講義形式だけでなく座談会のような形式もとるとよい．事例においても，これまでの離乳食講習会では講義形式のみだったが，教育内容を充実させるため，座談会の時間を設けることとした．

d．汎用される既存の教材を紹介し，その教材で何をどこまで教育できるのか

授乳・離乳の進め方は，「授乳・離乳の支援ガイド」[5]が厚生労働省のウェブサイトに公開されている．授乳・離乳の進め方，離乳食の目安量，調理形態，使用できる食材，食物アレルギーの対応，ベビーフードの活用等が掲載されている．イラストや写真，簡単な調理法，大人のメニューからの取り分けなどは掲載されていないので，作成して追加するとよい．

e．計画を実施し，評価してより良いプログラムにするために どのような仕組みが必要か

事例の保健センターでは，離乳食講習会の教育効果をその後の乳児健診で評価をすることができないため，講習会の事前・事後に質問紙調査を行い，評価を行った．今回，管理栄養士だけではなく，保育士と合同で実施したことで，保護者の食事以外の子育ての悩みに対応することもできるプログラムとなり，管理栄養士が単独で行うよりも，満足度が高くなった．実績および事前・事後調査の結果や，今回，新たに座談会を追加したことによるスタッフの負担，保護者への対応，参加した子どもの安全性等についても評価を行った結果，初期・中期，後期の離乳食講習会ともに，目標が達成されていたため，継続的に実施することとした．また，今回の調査で得られた保護者の聞きたいことや困りごとを，離乳食のパンフレットおよび教育内容に追加して反映させることとした．

f．残されている課題は何か

乳児期の場合，一時の栄養評価だけでなく，発育過程をみながら，切れ目のない継続的な支援が重要である．病院での栄養指導の場合は，次回受診時や入院中に評価することが可能だが，乳児健診や離乳食講習会の場合，健診先の変更や転居により，1回限りで終わってしまうことが多くある．電話等でのフォローや，委託医療機関や保育所，**地域子育て支援拠点事業**📎との連携を強化して，継続的な支援をしていく必要がある．

2 幼　児

幼児への栄養教育・食育は，幼児健康診査(**幼児健診**)，市町村の保健センター，保育所・認定こども園📎・幼稚園などさまざまな場所で行われている．幼児健診は，母子保健法により1歳6か月，3歳児の健診が定

📎 Memo

▶ **地域子育て支援拠点**

児童福祉法に位置づけられた事業で，公共施設や保育所，児童館等の地域の身近な場所で，乳幼児のいる子育て中の親子の交流や育児相談，情報提供等を実施する場所．実施主体は市町村であるが，社会福祉法人，NPO法人，民間事業者等への委託等も可能となっている．

📎 Memo

▶ **認定こども園**

教育・保育を一体的に行う幼稚園と保育園の両方の良さを併せ持つ施設．保護者が働いているいないにかかわらず利用することができる．

められており，幼児の健康の保持および増進を図ることを目的としている．幼児健診以外の保健センター等で実施する栄養相談は，任意の実施のため，市町村により実施方法は異なるが，対面での個別や集団指導だけではなく，電話相談を受け付けているところも多い．保育所・認定こども園・幼稚園は，「保育所保育指針」[6]「楽しく食べる子どもに〜保育所における食育に関する指針〜」[7]「幼保連携型認定こども園教育・保育要領」[8]「幼稚園教育要領」[9]等に基づき，栄養教育を実施している．ここでは，保育所での栄養教育・食育の事例を示して解説していく．

❶ どのように実態を把握するか（アセスメントの内容と方法）

　身体計測，健康診断，家庭や給食での喫食状況，保護者への聞き取りや質問紙調査で実態を把握する．保育所・認定こども園・幼稚園では，今ある子どもの姿とその年齢，月齢の発達を理解して評価するために保育士や幼稚園教諭，栄養士等が，子どもの日々の様子を観察することにより実態把握を行うことが重要である．

❷ どのように課題を抽出し，目標を設定するか（明確化する際の留意点）

　「保育所における食育に関する指針」[7]では，保育所における食育の目標を，「楽しく食べる子どもに成長していくことを期待しつつ，①お腹がすくリズムのもてる子ども，②食べたいもの，好きなものが増える子ども，③一緒に食べたい人がいる子ども，④食事づくり，準備にかかわる子ども，⑤食べものを話題にする子ども，これらの子ども像の実現を目指して行っていくこと」としている．「保育所保育指針」[6]の「保育所の特性を生かした食育」の事項では，「子どもが生活と遊びの中で，意欲をもって食に関わる体験を積み重ね，食べることを楽しみ，食事を楽しみ合う子どもに成長していくことを期待するものである」と記載されており，保育所給食を中心とした食育の目標を設定していく．

　幼児の課題を抽出する場合，身長・体重や給食の喫食状況および保護者への調査から算出できる食事摂取量の栄養評価だけではなく，子どもの日々の食行動からも課題を抽出していく．事例のB保育所では，子どもたちに好き嫌いが多く，好きなものはおかわりをするが，苦手な食材は，保育士が日々試行錯誤をしながら食べさせている状況で，子どもたちが進んで食べたり，楽しく食べるということができていない状況であった．また，保護者からの質問紙調査や聞き取り，連絡帳での記述でも，「嫌いなものは家では食べない」という報告が多くみられた．そこで，本事例では，栄養士，保育士，調理員等の専門職で話し合った結果，4，5歳児クラスの給食をビュッフェスタイルにすることとし，「保育所における食育に関する指針」[7]にある目指す子ども像の実現を目指し，「子ども自らが食べることを楽しみ，食事を楽しみ合うとともに，将来の生活習慣予防に向けた食

事例

保育所での栄養教育・食育

対象：A市 私立B保育所，4歳児クラス(28名)，5歳児クラス(29名)

子どもの実態・課題：肥満ややせの割合はA市の平均値よりも低い．しかし，好き嫌いが多く，苦手な食べ物は自ら進んで食べようとせず，残食量も多い．

短期目標

	目標	評価方法
実施目標	● ビュッフェスタイルの給食を毎日実施する ● 「給食だより」で栄養教育の内容を保護者へ伝達する	実施回数 「給食だより」の配信実績
学習目標	● 食事の目安量を理解している子どもを増やす ● 子どもの食事の目安量を理解している保護者を増やす	幼児の行動の観察 質問紙調査
行動目標	● 適量を取り，残さない子どもを増やす ● 苦手な食べ物も進んで食べる子どもを増やす ● 楽しく食べる子どもを増やす	幼児の行動の観察 保護者の聴き取り，連絡帳の記述，質問紙調査
環境目標	● 給食に関する会話をする家庭を増やす	保護者の聴き取り，質問紙調査

長期目標：子ども自らが食べることを楽しみ，食事を楽しみ合うとともに，将来の生活習慣予防に向けた食習慣の確立を目指す．

教育内容

内容	時間	実施者
〈給食紹介〉 給食の見本やメニューを見せ，子どもたちの給食への意欲を高める．	午前の活動 (毎日10分)	保育士
〈絵本の読み聞かせ〉 バランス良く食べることの大切さなどが描かれた食育絵本の読み聞かせを，子どもたちに行う．	午前の活動 (週1回10分)	栄養士
〈ビュッフェ給食〉 お昼の給食を，子ども自身が盛り付けするビュッフェスタイルで実施する． 目安量が理解できるように，給食の目安量の見本を置く．盛り付け時は，栄養士・保育士・調理員がサポートを行い，量やバランス良く取るよう，声かけを行う．	給食の時間 (毎日60分)	栄養士・保育士・調理員
〈給食だより〉 保護者へバランス良く食べることの大切さや目安量，ビュッフェスタイルの様子を「給食だより」で配信する．	月1回	栄養士

結果・評価

　評価方法は，保育士・栄養士／管理栄養士・調理員による子どもの観察，保護者への聞き取りや連絡帳の記述，質問紙調査で行った．給食は毎日実施しているため，評価の期間を短く設定し，1ヵ月後に評価を行った．

　最初の数日は，給食を多く取りすぎたり，残したり，好きなものしか取らない子どもが多くみられたが，ビュッフェスタイルに慣れてくると自身の適量がわかるようになり，苦手なものでも自ら進んで食べるような姿が約7割の子どもたちにみられた．また，午前の活動時から，子どもたちが自ら食事について話題にしたり，給食中の会話も食事に関する内容が増えたなどの報告を保育士から受けた．保護者への質問紙調査では，ビュッフェスタイルの前に比べて，家庭でも苦手なものに挑戦したり，食事の準備に関わるようになったという回答が約6割あった．今回は1ヵ月という短い期間の評価であったため，ビュッフェスタイルを継続して，長期的な効果を検討していくこととした．

習慣の確立を目指す」ことを目標として，栄養教育を実施することとした．

③ 教育計画を策定する際の留意点は何か （期間，時間，回数，学習形態，場所，チームなど）

保育所の教育計画は，**全体的な計画**🖉をもとに，年間指導計画，月間指導計画などの長期の指導計画と，週の指導計画（週案），1日の指導計画（日案）などの短期の指導計画が作成されている．食育計画は，「保育所における食育に関する指針」[7]に，ねらいや内容，配慮事項が記載されているが，各保育所の全体的な計画，指導計画を踏まえ，年齢ごと（事例は4，5歳児）に全体目標（例：望ましい食事のとり方を知る），子どもの姿・ねらい（例：健康と食べ物の関係に関心を持ち，さまざまな食品を積極的に食べることができる），計画内容（例：ビュッフェスタイルの給食を行う），配慮事項（例：子どもの自立心を育て，主体的に食に興味をもてるよう配慮する），家庭への働きかけ（例：バランスの良い食事の大切さを伝える）等を作成する．栄養教育・食育だけを考えて教育計画を立てるのではなく，保育に関する全体的な計画や指導計画の中に栄養教育を盛り込み，保育士や調理員等，他職種と連携を取りながら策定していくことが基本となる．事例の教育計画も，栄養士／管理栄養士・保育士・調理員が連携を取り，策定した．

また，幼児期は，生活と遊びのなかで，意欲をもって食に関わる体験を積み重ねる[6]ことが大切であるため，イベント的な食育だけでなく，日々の保育活動や給食とのつながりを重視していく．

📎**Memo**

▶ **全体的な計画**

児童福祉法および関係法令，保育所保育指針[6]，児童の権利に関する条約等と各保育所の保育の方針を踏まえ，入所から就学に至る在籍期間の全体にわたって，保育の目標を達成するために，どのような養護と教育が一体となった保育を進めていくのかを示すもの．

④ 汎用される既存の教材を紹介し，その教材で何をどこまで教育できるのか

保育所の食育計画は，「保育所における食育に関する指針」[7]，「保育所保育指針」[6]を参考に作成していく．保育所における食育に関する指針では，食育の目標，年齢ごとのねらいや内容，配慮事項が記載されている．なお，幼児は，乳児期の授乳・離乳の支援ガイドのような教材はなく，栄養必要量の目安は，「日本人の食事摂取基準」[10]を参考とする．また，自治体によっては，「幼児向け食事バランスガイド」[11]が作成されているので，参考にするとよい．給食の提供や食べ方に関しては，「保育所における食事の提供ガイドライン」[12]を，食物アレルギーに関しては，「保育所におけるアレルギー対応ガイドライン」[13]を参考にする．

⑤ 計画を実施し，評価してより良いプログラムにするためにどのような仕組みが必要か

評価は，身長・体重や食事摂取量などの客観的な数値で評価できる項目を用いるとともに，計画した栄養教育の内容が子どもの発達に見合っていたか，子どもの発語や行動，興味・関心をもって取り組んでいたか，などの評価項目も設定する．また，保育所で行った栄養教育を子どもが

保護者に話したり，家庭で実施することも多いため，保護者への聞き取りや連絡帳への記載も評価項目として取り入れていく．

幼児の場合，客観的な数値で評価できる項目が少なく，日々の子どもの観察が重要となるため，保育士等と共通認識をもてるよう情報共有や連携を強化していく．また，栄養士が子どもたちの実態把握をできるように，日々一人ひとりの子どもと関われるような体制を作っていく．

⑥ 残されている課題は何か

保育所は，管理栄養士（栄養士）の必置義務がないため，配置が約半数程度にとどまっており[12]，栄養の専門家がいない保育所も多い．そのため，栄養管理と保育の連携が十分であるとはいえない．また，幼稚園においても，管理栄養士（栄養士）の必置義務はない．給食の提供を実施している園も多いが，外部委託がほとんどのため，栄養管理と幼児教育との連携が難しい状況にある．そのため，各市町村の行政栄養士📎との連携が重要となっている．

> **📎 Memo**
> ▶ **行政栄養士**
> 地方公共団体において，地域住民に対する栄養指導等に従事する管理栄養士等のことをいう．

③ 児童・生徒（栄養教諭）

児童生徒の食生活の乱れが顕在化するなかで，児童生徒が健全な食習慣を身につけることができるよう，2005年4月から栄養教諭制度が始まった．栄養教諭は，栄養に関する専門性と教育に関する専門性を生かし，食に関する指導の全体計画作成やその実践等で中心的な役割を果たすとともに，学校給食の栄養管理や衛生管理等を担っている．

ここでは，学校給食の食べ残しに着目したA中学校における食育を事例に挙げた．

事例

A中学校では，学校給食を食べ残す生徒が多い．この課題を改善するために，1年間を通じて，教育的アプローチと環境的アプローチを組み合わせて，食に関する指導を実施することにした．

A中学校は，市街地に位置し，全校生徒480名（男子230名，女子250名）の公立中学校（1学年5クラス）である．これまでA中学校では，「毎日朝食を食べる生徒を増やす」ための取り組みを進めてきた．その結果，一部の生徒は朝食の内容や量に課題はあるものの，A中学校の毎日朝食を食べる生徒の割合は，A中学校のあるB市の平均値よりも高くなった．

例年，B市では，市内の中学2年生全員を対象に「食に関する調査」を行っている．現在のA中学校の食に関する主な課題は，給食を食べ残す生徒が多いことである．「学校給食をいつも全部食べる」と答えた者の割合（男子68.3％，女子50.4％）は，B市の平均値（男子75.0％，女子60.0％）よりも低く，A中学校の教職員も課題として認識している．A中学校では，これまでの取り組みを継続しつつも，新たに「給食を残さず食べる生徒を増やす」ことを食育の目標に加え，教育や環境整備を進めることにした．

❶ どのように実態を把握するか（アセスメントの内容と方法）📎

実態把握は，身体計測，健康診断，給食の喫食状況調査（残菜調査），質問紙調査（児童生徒，保護者，教諭）などによって行う．そのほかには，担任教諭・栄養教諭等による観察，児童生徒への聞き取りなどによって実態把握を行うこともある．（➡第3章B-1-②）📍

A中学校では，「給食を残さず食べる」行動との関連要因について，栄養教諭，養護教諭，給食主任を中心に話し合いを行い，以下の項目について質問紙調査📎により実態把握を行うことにした（表5-1）．調査のためだけに時間を確保できないため，質問の数は最低限にとどめた．生徒（全学年）には帰りの会（ホームルーム）の時間に，担任教諭には年度はじめの職員会議のときに質問紙に回答してもらった．

❷ どのように課題を抽出し，目標を設定するか（明確化する際の留意点）

小学校，中学校の食育は，望ましい食習慣の形成を目指している．そのため成果指標となる目標は，**行動目標**を設定することが多い．その際，達成できているか，達成できていないか判断に迷う抽象的な目標ではなく，誰が見ても判断可能な具体的な目標を設定する必要がある．目標設定の際は，実態を踏まえ「○○する生徒を○%に増やす（または減らす）」など数値目標を設定することで，評価が行いやすくなる．このように，計画段階において実態を踏まえて目標を設定しておくことが重要である．（➡第3章B-2）📍

行動目標は，目に見える行動で表現する．「～しようと思う（行動意図）」は，認知的な目標であり行動目標ではない．行動目標を達成するためには，いくつかの**学習目標**，**環境目標**が関与しているため，これらも併せて設定する．（➡第3章B-2）📍

A中学校では，**表5-2**のように目標を設定した．行動目標は，性差を考慮して男女別に数値目標を設定した．

Memo
実態把握においては，対象者個人に関わる要因（生活習慣，食行動，課題となる食行動に関連する知識や態度）と，対象者を取り巻く環境要因（食環境，周囲の人の支援など）に分けて項目を検討するとよい．

📍 参照 P.50へ

Memo
▶質問紙調査
生活調査のための質問紙作成にあたっては，全国調査等で用いられている質問・選択肢を活用することで，実態把握の結果を全国調査と比較することができる．また，質問紙を設計するにあたっては，自由記述形式よりも，選択肢を設けて選択させる方法が児童生徒も回答しやすいうえ，教員側も集計を行いやすいといった利点がある．

📍 参照 P.58へ

📍 参照 P.58へ

表5-1 A中学校で行ったアセスメントの内容（質問紙調査：質問と回答肢）

● 生徒への質問紙調査
問1 自分の体の成長のために給食を残さず食べることは大切だと思いますか
　　1. 大切だと思う　　2. どちらともいえない　　3. 大切ではない
問2 給食で出されたものは全部食べますか
　　1. いつも全部食べる　　2. ときどき残すことがある　　3. いつも残す
問3 給食を残すことがある人（前の質問で1以外を選んだ人）は，残す理由を教えてください
　　1. 苦手なものが多い　　2. 量が多い　　3. 時間が足りない　　4. 太りたくない

● クラス担任への質問紙調査
問A 配膳された給食を残さず食べるよう呼びかけていますか
　　1. 毎日呼びかけている　　2. 呼びかける日もある　　3. 呼びかけていない
問B 喫食時間として確保している時間（配膳，片づけの時間を除く）はどれくらいですか
　　1. 15分未満　　2. 15～20分　　3. 20分以上

表5-2　A中学校のアセスメント結果および目標値

	目標（抜粋）	年度当初	目標値
行動目標	給食を残さず食べる生徒を増やす （※問2：「いつも全部食べる」と答えた生徒の割合）	男子68.3% 女子50.4%	男子75%以上 女子60%以上
	太りたくないという理由で給食を残す生徒を減らす （※問3：「太りたくない」と答えた生徒の人数）	男子　8名 女子21名	男子　4名未満 女子10名未満
学習目標	自分の体の成長のために給食を残さず食べることは大切だと思う生徒を増やす （※問1：「大切だと思う」と答えた生徒の割合）	85.0%	95%以上
環境目標	配膳された給食を残さず食べるよう呼びかけを行うクラス担任を増やす （※問A：「毎日呼びかけている」と答えたクラス担任の割合）	60.0%	90%以上
	給食喫食時間を毎日15分以上確保しているクラスを増やす （※問B：「15分以上」と答えたクラス担任の割合）	53.3%	80%以上
実施目標	「給食だより」で給食の喫食状況，成長期の食事のあり方を各1回発信する （実績で評価）	なし	年2回
	学級活動の時間に，中学生の1食分の食事量を学ぶ機会を各クラス1回設ける （実績で評価）	なし	年に1回
	給食残食量を月に1回，各クラス担任にフィードバックする（実績で評価）	なし	月に1回

※は表5-1に対応

❸ 教育計画を策定する際の留意点は何か（期間，時間，回数，学習形態，場所，チームなど）

　食育は教科ではないため，食育を行うためだけの時間枠は確保されていない．そのため，給食の時間や各教科等における食に関する指導の関連を明確にし，学校教育活動全体で食育を行う必要がある．学校における食育を推進するためには，学校教育法に基づき行われる学校評価のなかに食育を位置づけることも重要である．

　各学校で食育の計画をする際に，教職員が共通理解を図るための資料となるのが，**食に関する指導の全体計画**である．全体計画には，各学校における食に関する指導の目標，各学年の食に関する指導の目標などが記される．それらの目標を達成するために，給食の時間や各教科等の時間において，いつ，誰が，どんな単元で食に関する指導を進めるかや，個別的な指導の方針などを計画する．学校長のリーダシップのもとで全体計画を作成することによって，食育の基本方針，目標，指導計画等について，教職員の共通理解を図ることができる．

　A中学校においては，これまで行ってきた食に関する指導に加えて，新たに「給食を残さず食べる」生徒を増やすために，**図5-1**のように食に関する指導を行うことにした．

❹ 汎用される既存の教材を紹介し，その教材で何をどこまで教育できるのか

　文部科学省から，小学生用食育教材「たのしい食事つながる食育」（平成28年2月）[14]が公開されている．同じく，同省のウェブサイトには，中

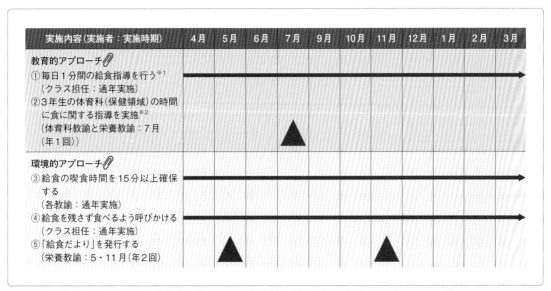

実施内容（実施者：実施時期）	4月	5月	6月	7月	9月	10月	11月	12月	1月	2月	3月

教育的アプローチ🖉
①毎日１分間の給食指導を行う※1
（クラス担任：通年実施）
②３年生の体育科（保健領域）の時間に食に関する指導を実施※2
（体育科教諭と栄養教諭：7月（年1回））

環境的アプローチ🖉
③給食の喫食時間を15分以上確保する
（各教諭：通年実施）
④給食を残さず食べるよう呼びかける
（クラス担任：通年実施）
⑤「給食だより」を発行する
（栄養教諭：5・11月（年2回））

図5-1　給食を残さず食べる生徒を増やすためにＡ中学校で新たに加えた教育計画

※1：栄養教諭が献立に関する一口メモをクラス担任に配布する．一口メモはＢ市の栄養教諭が連携して作成する．
※2：この授業では，太りたくないという理由で給食を残す生徒（特に女子）が一定数認められたことから，生活習慣予防のことだけでなく，思春期の無理な食事制限が正常な発育・発達の妨げとなることを発展的に学習する．ティームティーチングにより栄養教諭が給食を活用して中学生の1日分の食事量を指導する．

> **Memo**
> ▶ 教育的アプローチ
> 授業や委員会活動等で生徒に直接働きかけるアプローチ．
> ▶ 環境的アプローチ
> 生徒を取り巻く食環境を改善する環境改善に関するアプローチ．

学生用の教材[15]も公開されている．

　学校教育の各教科には，食育と関連する単元・題材が点在している．こうした各教科等の内容を関連づけ，学校教育活動全体で食育を進めることが求められている．

⑤ 計画を実施し，評価してより良いプログラムにするためにどのような仕組みが必要か

　評価は，目標の達成状況〈**成果指標（アウトカム）の評価**〉および計画の実施状況〈**活動指標（アウトプット）の評価**〉に分けて行う🖉．前者は主に児童生徒の変化や児童生徒を取り巻く環境の変化，後者は食育の取り組み状況等についての評価である．評価を行い，プログラムを改善するためには，児童生徒の変化を客観的な数値で評価する必要がある．数値で評価することで，教職員が児童生徒の状況を把握でき，新たな課題を共有しやすくなる．

　「給食を残さず食べる生徒を増やす」ための取り組みを進めてきたＡ中学校では，生徒と教職員に3学期（3月）に，年度当初（4月：実態把握時）と同じ調査方法で評価を行った（**表5-3**）．その結果，「給食を残さず食べる生徒を増やす」という目標は達成できた．実施してきた取り組みは，次年度以降も，行動の定着を図るために継続することにした．一方，「太りたくないという理由で給食を残す生徒（女子）」は，改善傾向がみられたもの

> **Memo**
> 評価は，成果指標（アウトカム）の評価と活動指標（アウトプット）の評価に分けられる．成果指標には，児童生徒の知識，態度，スキル，行動，健康状態の変化や児童生徒を取り巻く環境などが該当する．活動指標には，目標の達成のために行われるさまざまな食に関する指導の取り組み状況や実施回数などが該当する．

表5-3　各目標の年度当初の値，目標値，実績値およびそれぞれの評価

目　標	年度当初(4月)	目標値	実績値(3月)	評価*
給食を残さず食べる生徒を増やす	男子68.3% 女子50.4%	男子75%以上 女子60%以上	男子77.8% 女子64.8%	男子A 女子A
太りたくないという理由で給食を残す生徒を減らす	男子8名 女子21名	男子4名未満 女子10名未満	男子3名 女子15名	男子A 女子B
自分の体の成長のために給食を残さず食べることは大切だと思う生徒を増やす	85.0%	95%以上	95.8%	A
配膳された給食を残さず食べるよう呼びかけを行うクラス担任を増やす	60.0%	90%以上	93.3%	A
給食喫食時間を毎日15分以上確保しているクラスを増やす	53.3%	80%以上	86.6%	A

*：評価　A：目標を達成，B：目標は達成していないが改善傾向，C：変わらない，D：悪化

の，目標には達しなかったため，次年度以降は，個別指導を含めて継続的に取り組みを行うことにした.

❻ 残されている課題は何か

　食育の成果を多くの人に理解してもらうには，児童生徒の変化を客観的に示すことが望まれる. そのためには，学校教育における学習評価だけでなく，ヘルスプロモーションの評価の考えを取り入れた食育の評価を行う必要がある.

事例　「事例1　家で食事を与えられていない子ども」(➡第1章A)📍への栄養教育を考える

📍参照 P.2 へ

　1960年代までの日本においては食糧不足による低栄養が課題であった. しかし，1970〜1980年代に食糧供給が安定し，食をはじめ生活の欧米化とモータリゼーションが加速したことなどが要因となって，疾病構造が変化し，生活習慣病の予防が栄養教育の主要な課題となった. 1990年代以降は社会や家庭の環境が多様化して，乱れた食生活によるエネルギー栄養素の過剰摂取や偏食などさまざまな問題が起きている. 女性が家庭を守るべきとされた時代には，栄養教育の対象は女性が中心であったが，近年は家族のありかたも一様ではない. そこで，子どもが将来にわたって健康に生活していけるように「食の自己管理能力」や「望ましい食習慣」を子どもたち自身に身につけさせることが必要となっているとして，「栄養教諭」制度(2005年度から施行)が設けられた. 栄養教諭は食に関する指導として，(1)肥満，偏食，食物アレルギーなどの児童生徒に対する個別指導を行う，(2)学級活動，教科，学校行事等の時間に，学級担任等と連携して，集団的な食に関する指導を行う，(3)他の教職員や家庭・地域と連携した食に関する指導を推進するための連絡・調整を行うことが

職務とされている.

　第1章A-事例1の子どもを例として，児童に対する個別対応の栄養教育を考えてみよう.

❶ どのように実態を把握するか（アセスメントの内容と方法）

　身体的異常状態は，養護教諭を介して定期健康診断を行った学校医と学校歯科医に相談して医療機関の受診勧奨を含め，指示を得る.

　食生活については，当該児童と保護者を対象とした調査をそれぞれに行う. 保護者には，面接が可能であればその際に調査票への記入を求める. アセスメントのための面接時間が確保できない場合は，個人情報の保護に留意して，質問票を児童に渡すか郵送する. アセスメントの内容は，生活環境（家族構成，調理担当者，食料品の入手先，保護者の就業時間，日常生活における支援者の有無）および基本的な生活習慣（起床・就寝時刻，整容など）と，食習慣（3食および間食の摂取有無と時刻，食物摂取頻度調査，食事を準備するスキルの有無など）を含むようにしたい. 児童には問診で，体調，食欲，食物の好き嫌い，食事に対する認識，生活上の不安などを尋ねる. 児童の回答を保護者に伝えることによって，家族関係に悪影響が生じるおそれもあるので，児童の家族に対するプライバシーも保護されることを約束する.

❷ どのように課題を抽出し，目標を設定するか

　学校医の診断と食生活関連情報から，低身長と低体重，貧血の疑いおよび虫歯の原因を推察する. 栄養素等摂取量については，食物摂取頻度調査から上記に関連する食品群を特定し，エネルギー関連（炭水化物，たんぱく質，脂質）と，貧血関連（鉄，葉酸，ビタミンB_{12}），骨代謝関連（カルシウム，ビタミンD）の摂取量を評価する.

　鉄欠乏性貧血以外の貧血が医師の診断で否定されたならば，当該児童の摂取すべき栄養素量は，食事摂取基準に準じて算出する. エネルギー栄養素は，実測体重の維持を下回らず，体重が増加するようにエネルギー蓄積量を確保したい.

　栄養教育の目標は，食事摂取基準と比較して，不足する栄養素摂取量の確保となる. この児童の場合，行動目標として①主食となる穀類，主菜となる卵・肉・魚・大豆と乳類の補充，②副菜となる葉物野菜・海藻・きのこ類の充足が求められる. 下位の行動目標は，環境要因（困窮のレベルなど），実現要因（食糧を入手できる店舗の選定など），準備要因（健康と食事の知識・保護者の子育てに対する態度や信念など），強化要因（周囲のサポートなど）について，すぐに介入できる事項と，社会的資源や支援を必要とする事項に分ける.

③ 栄養教育計画を策定する際の留意点は何か

　成長期の子どもは，自立して食生活習慣を営むことができず，一般的には保護者が生活改善のキーパーソンである．小学生の親の年齢では，経験不足のために「生きる力」が未熟であることも多い．したがって，栄養，食品，調理，健康に関わるさまざまな知識を教えたいが，子どもの成長を阻害せず，発育・発達に必要な食事を早くに用意できるように，簡単に栄養素バランスがとれる料理を作るスキル獲得を優先したい．また，周囲のサポートが得られるとは限らないので，ほかの児童の親とともに栄養教育に参加できるようなプログラム（⇒第3章B-10）を学校行事のなかで計画できるとよい．

参照 P.88 へ

　可及的速やかに保護者に連絡をとり，個別指導ができる場合は，管理栄養士によるアセスメントの結果と生活上の課題が一致しているかどうかを確認する．料理を作るスキルが十分にある場合には，食生活改善を阻む根本的な原因を明らかにしなければならない．

④ 既存の教材と媒体の工夫

　この事例の場合は，以下のような既存の教材が利用できるであろう．

- 三色食品群：介入初期に用いて，児童が食事のバランスを自ら評価できるようになる．仮に自分で食物を用意しなければならないときに目安となる．

- 学校給食：昼食の給食で，1食あたりの料理の種類と量を児童が確認できる．

- 六つの基礎食品群：必要な栄養素を供給する食品を理解することができる．各食品群のなかで，本人と家族が食べやすい食品を確かめてもらったうえで，追加して摂取すべき食品を強調し，簡単な調理法がわかるウェブサイトの紹介や，レシピのリーフレットを渡すとよい．

- 食事バランスガイド：料理の種類と量を理解して，バランスをとることを学ぶ．菓子類がコマを回す“ひも”のように脇役であることが理解でき，主食・副菜・主菜に加えて，乳製品と果物の必要性が強調できる．親子向け解説書「食事バランスガイド」（農林水産省）[16]を紹介し，家族で読むことを勧めたい．

⑤ 計画を実施し，評価して目標を達成するために，どのような仕組みが必要か

　発育期で身体的異常が境界域にある場合は，放置すると栄養障害により精神的な課題も生じるおそれがある．児童が通学していれば，児童に対する個別介入の栄養教育は可能であるが，特異な扱いを受けていることをほかの児童に知られないような配慮が必要である．保護者への対応は，栄養教諭が単独で行うのではなく，学校内でチームを形成して定期的に情報を共有し，必要に応じて役割を分担できるようにしておきたい．経過評

価は児童や保護者の観察から情報を得ることになるので，記録を関係者で共有し，変化に対応できるようにする．

⑥ 残された課題は何か

児童の家庭における経済状況や人間関係に深刻な問題がある場合や，面接に応じない場合には，担任，養護教諭らとともに，介入の方法を検討する．不対応が長期化する際には，児童の状態に異変がないか観察するとともに，児童相談所などとの連携を視野に入れる．

4 成人（地域保健・産業保健）

成人期は20歳前後から64歳頃までをいい，身体的にも精神的にも成熟し，経済的に自立して生活の基盤をもち，活発な社会活動が行われる時期である．就職，結婚，出産など人生における大きな節目が多い時期でもある．性・年代によりライフスタイルの特徴は異なるものの，食生活やその他の生活習慣に乱れが生じやすく，40歳代以降，**メタボリックシンドローム**や**生活習慣病**を発症する者も増えてくる．成人期の栄養教育では，健康寿命の延伸を目的に生活習慣病の予防や治療が主な課題となる．

地域保健では，地域住民を対象とした保健サービスが市区町村を実施主体として行われている．市町村保健センターでは，健康相談，保健指導，健康診査，そのほか地域保健に関して必要な事業を行っており，健康増進関係事業として，栄養指導，運動指導，休養指導，喫煙指導などが行われている．また，生活習慣病の予防啓発事業や食環境整備にも取り組んでいる．

産業保健では，安全衛生管理の一環として，労働者に対して産業医の健康測定結果に基づき，運動指導，メンタルヘルスケア，栄養指導，保健指導を行う**トータル・ヘルスプロモーション・プラン**total health promotion plan（THP）が展開されている．

これらに加えて，健康保険組合や国民健康保険などの保険者に，生活習慣病の予防に着目した**特定健康診査・特定保健指導（特定健診・保健指導）**の実施が義務づけられている．ここでは，職域における特定健診・保健指導を事例に挙げた．

> **Memo**
> ▶ **特定健康診査・特定保健指導**
> 40〜74歳のすべての国民を対象として，保険者に年1回の実施が義務づけられている．内臓脂肪の蓄積に着目し，生活習慣病の危険因子の数に応じて階層化されたレベルに応じて，生活習慣の改善のための保健指導（「情報提供」「動機づけ支援」「積極的支援」）を実施する．

事例

A健康保険組合は，被保険者数14,000人（男性75％，女性25％）の単一健康保険組合で23事業所がある．事業者において健康経営を行うための連携強化により，特定健診・保健指導のプログラム内容を見直すことになった．まずは，前年度の保健指導対象者割合がほかの事業所より多かったものの保健指導実施率が低かったB事業所（被保険者数800人（男性83％，女性17％））において，新たに栄養教育を重視した保健指導を展開することにした．

❶ どのように実態を把握するか

保健指導計画の作成にあたっては，対象集団全体と各職場など保健事業単位の双方から実態を把握する必要がある．**レセプト情報**⌗や特定健診結果などをもとに，医療費負担の大きい疾病や生活習慣病の有病率などから健康課題を把握する．その背景にある対象者の食習慣や栄養摂取状態は，健診時の問診票などにより把握することができる．さらに，社員食堂や周辺の飲食店の状況などから対象者の**食環境**に関する情報を得ることが必要である．これらを踏まえ，重点的に対策を行うべき病態や生活習慣を選定する．

B事業所はほかの事業所と比較して男性従業員が多く，メタボリックシンドロームの該当者・予備群の割合が高かった．健診時に回答を求めた「標準的な質問票」の集計結果から，飲酒習慣がある者が多く，1日あたりの飲酒量が多いことがわかった．また，事業所の近隣に飲食店がなく，職員の多くは昼食を社員食堂で喫食していること，そのほかの食事では外食・中食の利用が多いことが把握できた．

❷ どのように課題を抽出し，目標を設定するか

保健指導の最終目標は，生活習慣病を予防することである．優先課題は，集団全体の健康課題のうち，生活習慣病予防に最も効果が期待でき，改善可能性が高い課題を抽出する．最終目標となる生活習慣病予防や医療費の削減は，その成果が現れるまでに数年かかることが想定される．そのため，健診結果や生活習慣の改善状況等の短期間で評価ができる事項について当面の結果目標とし，それを達成するために必要な行動目標，学習目標，環境目標を併せて設定する．目標は具体的な内容とし，できる限り測定可能かつ達成可能な数値目標とし，事業終了後の評価ができるように設定することが必要である．

B事業所の実態を踏まえ，**表5-4**の目標を設定した．

❸ 教育計画を策定する際の留意点は何か

保健指導は，管理栄養士，医師，保健師が中心となり実施するが，支援内容を担当者間で確認し，栄養教育については管理栄養士が中心となり教育計画を策定することが期待される．また，教育計画の策定にあたっては，職域では，実施体制を整える際に事業主との連携が重要である．事業者の人事・総務部門，健康経営推進部門や産業保健担当者と連携・協力し，保健指導を受けやすい職場環境を整備し，対象者が保健指導に参加しやすい時間帯，場所を設定することが必要である．保健指導は，健診受診後速やかに個別に実施することで個人の課題に応じた教育ができ，また，一定期間，継続して支援を行うことで対象者の保健行動が定着し効果が上がることが期待される．しかし，費用，人的資源等を考慮し，効果的・効率的な保健指導を実施するため，保健指導の効果が期待される対象者集団を選定して優先順位をつける必要がある．

📎Memo

▶レセプト情報

レセプトは，医療機関が患者が受けた保険診療について，医療費の保険負担分の支払いを健康保険組合などの保険者に請求するために発行する診療（調剤）報酬の明細書である．レセプトには傷病名，診療行為，投与された医薬品，診療報酬などについての情報が記載されているため，これらの情報を分析することにより，健康課題を把握することができる．

表5-4 アセスメント結果および目標値

	目標（評価指標）	現状値	目標値
結果目標	メタボリックシンドロームの該当者・予備群の割合を減らす（特定健康診査結果）	42%	35%
	3%以上の減量ができた者の割合を増やす（特定健康診査時および評価時点の体重）	—	35%
行動目標	生活習慣病のリスクを高める飲酒をしている者の割合を減らす（「標準的な質問票」飲酒頻度・飲酒量：毎日日本酒換算で男性2合以上，女性1合以上）	男性25% 女性 8%	男性10% 女性 5%
	体重管理のための健康行動を1つ以上継続している者を増やす（セルフモニタリングによる食行動記録の達成状況）	—	50%
学習目標	1日の適正なエネルギー摂取量の目安がわかる者の割合を増やす（保健指導開始時および評価時点の質問紙調査結果）	—	80%
	肥満を改善するために食生活や運動習慣を変えようと思う者の割合を増やす（「標準的な質問票」の行動変容ステージの「前熟考期」以外の者の割合）	40%	70%
	普段の食生活で食品・料理の栄養成分表示を活用して適正量を選択できる者の割合を増やす（保健指導開始時および評価時点の質問紙調査結果）	—	50%
環境目標	社員食堂でのヘルシーメニューの提供頻度を上げる（食堂での提供実績）	2回／月	5回／週
実施目標	特定保健指導を終了した者の割合を向上させる（特定保健指導実施率）	26%	55%

　全体計画として，**動機づけ支援，積極的支援**の実施計画を立てるが，個々の対象者に対する教育計画は個別に作成し，特に積極的支援においては，計画を作成する際に内容や方法，日時等について対象者と十分な話し合いを行い，対象者が計画について納得することが継続のために必要である．

　B事業所における保健指導では，動機づけ支援に健康課題が類似する者を集めたグループ支援を取り入れることとし，動機づけ支援対象者のうち生活習慣病のリスクを高める飲酒をしている者に対するグループ支援の計画を立てた（**表5-5**）．これは，効率化を図る一方で，グループ学習により，生活環境が類似した対象者同士で行動変容への課題を共有し，課題解決のための行動をともに考え，保健行動の継続を支援できる環境となりうることを期待したものである．また，積極的支援対象者のなかで，より効果が期待される者に対して重点的に支援するため，6ヵ月後まで継続支援する計画を立てた（**表5-6**）．

❹ 栄養教育に使用する教材

　対象者が，現在の健康状態と生活習慣との関連を理解でき，これまでの生活習慣について具体的に何をどう変えたらよいのかが理解できる教材が必要である．各疾患の治療ガイドライン，**日本人の食事摂取基準，食事バランスガイド**等を教材として用いることができる．食事バランスガイドは料理レベルで何をどれだけ食べたらよいかを提示することができ，簡便な食事のアセスメントにも用いることができる．また，外食や加工食品の利用が多い対象者においては，栄養成分表示を活用することでエネルギーおよび栄養素含有量を理解させ，摂取量の目安を教育することができる．

表5-5　動機づけ支援の栄養教育計画例

支援の種類	時期 形態・時間	内　容
初回面接	グループ支援・90分	●健診結果と生活習慣の関係を説明する. ●対象者が自らの生活習慣を振り返り，改善の必要性を理解できるよう支援する. ●食生活・身体活動等の生活習慣の改善に必要な実践的な支援を行う. 　　・各自の1日の適正なエネルギー摂取量の目安 　　・適正な飲酒量と節酒の実践方法 　　・栄養成分表示の活用方法 　　　　　　　　などについて理解できるよう支援する. ●課題を明確化し，行動目標および行動計画を作成する. ●体重・腹囲・血圧，歩数等のセルフモニタリングを指示する.
評価	3〜6ヵ月後 個別支援・20分	●行動計画の実施状況および行動目標・学習目標の達成状況を確認する. ●体重や腹囲の変動状況を確認し，身体状況や生活習慣の変化についても確認する. ●支援内容に対する満足度を確認する.

表5-6　積極的支援の栄養教育計画例

支援の種類	時期 形態・時間	内　容
初回面接	個別支援・30分	●アセスメント（食品・栄養素等摂取量，生活習慣，食事療法に対する知識・スキル・自己効力感・行動変容ステージ等） ●健診結果と生活習慣の関係を説明する. ●対象者が自らの生活習慣を振り返り，改善の必要性を理解できるよう支援する. ●課題を明確化し，結果目標および行動目標を設定する. ●体重・腹囲・血圧，歩数等のセルフモニタリングを指示する.
継続的な支援	2週間後 電話支援・10分 1ヵ月後 個別支援・30分 2ヵ月後 電子メール支援	●生活習慣の振り返りを行い，行動計画の実施状況，セルフモニタリング結果を確認する. ●確立された行動を継続するために賞賛や励ましを行う. ●食生活・身体活動等の生活習慣の改善に必要な実践的な支援を行う．必要に応じて知識や行動の修正をする. ●行動目標の見直しを行う.
	3ヵ月後 グループ支援・90分	●身体計測・中間評価を行う. ●食生活・身体活動等に関する講義・実習を行う. ●グループワークにより，生活習慣の振り返りを行い，行動計画の実施状況を確認する. ●行動目標・行動計画の再設定を行う.
	4ヵ月後 電子メール支援 5ヵ月後 電子メール支援	●生活習慣の振り返りを行い，行動計画の実施状況，セルフモニタリング結果を確認する. ●確立された行動を継続するために賞賛や励ましを行う. ●食生活・身体活動等の生活習慣の改善に必要な実践的な支援を行う．必要に応じて知識や行動の修正をする. ●行動目標の見直しを行う.
評価	6ヵ月後 個別支援・30分	●行動計画の実施状況および行動目標・学習目標の達成状況を確認する. ●体重や腹囲の変動状況を確認し，身体状況や生活習慣の変化についても確認する. ●支援内容に対する満足度を確認する.

表5-7　影響評価と結果評価

	目標	当初値	目標値	結果	評価*
影響評価	生活習慣病のリスクを高める飲酒をしている者の割合を減らす（行動目標）．	男性25% 女性 8%	男性10% 女性 5%	男性15% 女性 8%	男性B 女性C
	体重管理のための健康行動を1つ以上継続している者を増やす（行動目標）．	—	50%	35%	B
	1日の適正なエネルギー摂取量の目安がわかる者の割合を増やす（学習目標）．	—	80%	90%	A
	肥満を改善するために食生活や運動習慣を変えようと思う者の割合を増やす（学習目標）．	40%	70%	65%	B
	普段の食生活で食品・料理の栄養成分表示を活用して適正量を選択できる者の割合を増やす（学習目標）．	—	50%	53%	A
	社員食堂でのヘルシーメニューの提供頻度を増やす（環境目標）．	2回/月	5回/週	5回/週	A
結果評価	メタボリックシンドロームの該当者・予備群の割合を減らす（結果目標）．	42%	35%	38%	B
	3%以上の減量ができた者の割合を増やす（結果目標）．	—	35%	32%	B

＊：A：目標達成，B：改善傾向，C：現状維持，D：悪化

⑤ 計画を実施し，評価してより良いプログラムにするためにどのような仕組みが必要か

　栄養教育の実施と並行して，プログラムが計画どおり実施されたかの評価（**経過評価**）と，対象者の知識，態度，スキルの習得状況の評価を行い，必要に応じて教育内容を修正していく．プログラム実施後に，対象者個人，保健事業単位のそれぞれの観点から**結果目標**ならびにこれを達成するための**行動目標**，**学習目標**の達成状況を評価する．これらの評価を踏まえ，学習目標の設定やプログラムの構成が適正であったかを検討し，プログラムを改善していく．また，改善が認められた個別の指導事例について分析し，栄養教育方法の改善および標準化につなげる．

　B事業所では，事業者との連携により，保健指導受診率は向上し，環境目標は達成できた．行動目標，学習目標，結果目標は改善傾向がみられた（**表5-7**）．飲酒習慣についての行動目標は，男性は改善傾向だったが，女性は対象者が少なく現状維持にとどまったことから，効果的な教育のために対象集団に応じた教育計画の検討が必要であると考えられた．

⑥ 残されている課題は何か

　特定健診・保健指導はメタボリックシンドロームに着目しているが，特定保健指導の対象となっていない非肥満者で脳・心血管疾患危険因子を有する者への対応も必要である．また，30歳代から，肥満，メタボリックシンドロームの該当者は増加しているため，若年期から適正な体重維持に向けた保健指導や啓発を行う対策が重要である．さらに，個人が日常生活の大部分を過ごす職場や地域社会のなかで，無理なく健康づくり

を行える**環境整備**も併せて進めていくことが必要である.

5 高齢者

わが国は超高齢社会を迎え，住み慣れた地域で自分らしい人生を最期まで尊厳を保ちつつ，暮らしていけるよう，**地域包括ケアシステム**の構築が推進されている．高齢になっても障害があっても，誰もが"食"を楽しみ，生きがいのある毎日を送れるよう，食と栄養の専門職としてわれわれ管理栄養士の果たす役割は大きい.

高齢期は，その多くが一定の社会的役割を成し遂げ，新たな人生に向けて再スタートをする時期でもある．その半面，身体的には加齢によりさまざまな機能が低下し，複数の疾病を抱えている場合もある.

高齢者の健康状態は個体差が大きく，単に年齢だけでは特徴をとらえることはできない．また，おかれた環境によっても課題が異なってくるため，身体的・精神的・社会的側面も含め，多角的な視点からアセスメントし，その特性を踏まえた栄養教育が必要であり，高齢者の食生活・栄養状態の特徴を基礎知識としてよく理解しておくことが重要である.

介護が必要になった高齢者を社会全体で支えることを目的に，**介護保険制度**が2000年に創設された．その後，地域包括ケアシステムの具体的な事業の1つとして，2015年の介護保険制度改正により，高齢者が要介護状態にならないように総合的に支援する「**介護予防・日常生活支援総合事業**」が創設され，そのなかで，低栄養予防教室や会食サービス・配食サービス等の機会により高齢者への栄養教育が行われている．そこでは，「**メタボ予防**」から「**フレイル予防**」へと栄養教育の目的の切り替えが必要となる．**フレイル**とは，老化に伴うさまざまな機能の低下により，疾病発症や身体機能障害に対する脆弱性が増す状態を指し，適切な介入により健常に戻ることが可能である．また，**サルコペニア**とは，筋肉量や筋力低下を指し，**フレイル**の要因となる．したがって，地域の健常高齢者への管理栄養士による栄養教育の重要性も理解する必要がある.

地域に暮らす高齢者が治療のために入院し，急性期・慢性期病院から施設入所を経て，再び地域に戻るような場合でも，ほかの医療機関や介護施設との連携を図り，栄養教育が継続できるような社会システムを構築しておくことも必要である.

❶ どのように実態を把握するか(アセスメントの内容と方法)

在宅高齢者のアセスメントについては，医療機関で行う栄養教育とは異なり，臨床データがカルテ等にまとまっているわけではない．家族・主治医・看護師・ケアマネジャー・薬剤師・ヘルパーなどとの連携により正確に実態を把握できる.

自宅では体重測定が困難な高齢者も多いため，上腕周囲長・上腕三頭

筋部皮下脂肪厚の測定による体脂肪量の評価を用いる．また，下腿周囲長は，低栄養・骨格筋萎縮の指標となる．

　食事調査については，認知機能や身体機能，介護者の負担などに考慮した方法を選ぶ必要がある．24時間思い出し法，食物摂取頻度調査法（➡第3章B-1)📍を使用することが多いが，訪問栄養指導の場合，食事時間に合わせて訪問すれば，実際の食事内容や量，食形態のほか，嚥下機能も把握できる．

📍 参照 P.49へ

❷ どのように課題を抽出し，目標を設定するか（明確化する際の留意点）

　高齢者・家族の意向を汲み目標を設定することが重要である．どのように問題を解決したらより豊かな高齢期を過ごすことができるか，管理栄養士が上から「指導」するのではなく高齢者・家族とともに考え，対等に話し合う姿勢が不可欠である．

　このような話し合いの重要性は，近年，**人生会議**advance care planning（**ACP**）の普及とともに進められている．**人生会議**とは，もしものときに望む医療やケアについて前もって考え，家族や医療・ケアチームと繰り返し話し合い，共有する取り組みのことで，食の課題は人生の豊かさを左右する大きな要素となる．たとえば，老衰により口から食べられなくなった場合，アセスメントの結果から，課題として，①摂食嚥下障害により繰り返す肺炎と脱水，②栄養素等摂取量不足，③摂食嚥下機能に合わせた食形態の調理能力不足が挙げられた際，何を最重要課題ととらえるかにより，その後の人生が大きく変わりうる．②栄養素等摂取量不足を最重要ととらえるならば，胃ろうなどの経管栄養法を用いて生きていくために必要な水分と栄養を補給することは可能であるが，口から食べるという楽しみや尊厳が失われかねない．そのようなときに，本人，家族との話し合いにより課題を抽出する**人生会議**は有用である．③摂食嚥下機能に合わせた食形態の調理能力不足を重要課題ととらえた場合，管理栄養士が医療・ケアチームとともに関わることにより，最期まで口から食べるという食の尊厳を守ることにつながる．

　課題の抽出には，客観的なデータに加えて，高齢者自身の意識や社会環境なども考慮し行う．目標栄養量についても，画一的な食事療法基準をそのまま用いることは現実的ではない．基礎代謝と活動量に応じた必要栄養量や疾患（病態・病期）による食事療法基準などいくつか算出し，現在の栄養摂取状況や身体機能により現実的に確保可能な量などを考慮した目標栄養量の設定が必要である．老衰などの終末期の場合，さまざまな心身の機能が衰え，栄養素を摂っても吸収しにくい状況であり，無理に食事量を増やすことが，本人の身体的な負担や，家族の精神的負担になることもある．

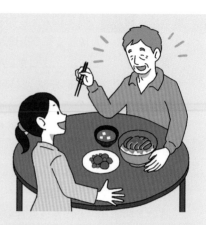

症例

76歳　男性　要介護2　息子夫婦と同居　日中独居

目　的：安定した在宅生活の継続とQOLの向上

主治医指示内容：栄養状態の改善に対する栄養指導．糖尿病腎症がある．栄養アセスメントと生活に即した栄養指導の依頼．

現病歴：3年前に脳梗塞を発症し，そのとき，糖尿病と診断される．糖尿病腎症（2年前〜）．

既往歴：脳梗塞（左不全麻痺，3年前），胆石症（半年前）

臨床データ：Alb 3.6g/dL，HbA1c 6.0%，BUN 25.2mg/dL，クレアチニン 1.28mg/dL

身体状況：BMI 18.3kg/m^2，体重減少率7.6%（3ヵ月），ADL自立度：A1，認知自立度：Ⅱb

利用サービス：デイサービス2回/週（入浴目的），訪問診療2回/月

本人の希望：自宅で暮らしたい．今までの栄養指導で，いろいろなものを食べてはいけないと言われ，食欲が湧かない．安心して好きなものを食べたい．

家族の希望：退院時の栄養指導で提示された献立のとおりに調理して，少しでも悪くならないように支えたいが作っても食べてくれず，何を食べさせたらよいかわからずにストレス．適正な食事内容を知りたい．

栄養目標量：エネルギー 1,500kcal，たんぱく質 40g

栄養充足率：エネルギー 68%，たんぱく質 70%

経　過：半年前に胆石症で入院し，退院．その後，在宅医療を利用．体重減少が著しく，在宅主治医から訪問栄養食事指導の依頼があり，アセスメントより，中等度の腎機能低下，病態に応じた適正な食事内容の理解不足，食欲不振，という課題を抽出した．これらの課題解決の優先順位は，**サービス担当者会議**において，本人・家族・他職種と検討ののち，まずは，食欲の回復を優先した．目標栄養量の設定は，目標量程度の食事摂取が可能となった時点で主治医に相談し，見直す方針とした．食欲低下の原因の1つに孤食も考えられたため，デイリービスの利用回数を増やし，家族とも食事時間を合わせることとした．

初回訪問時に，本人から「かつ丼が大好きだが，揚げ物も卵も食べてはいけないと言われているから何年も食べていない」と聞き，調理指導を行うと，「うまい！」と笑顔で完食．「次は寿司が食べたい」と，徐々に食欲回復の兆しがみられた．家族も，「実際に食べてもよい量や味がわかるから安心して調理ができる」ようになった．

③ 教育計画を策定する際の留意点は何か
（期間，時間，回数，学習形態，場所，チームなど）

　教育計画案を立て，栄養ケア計画書（**図5-2**）を作成したら，主治医やケアマネジャー，その他の関連職種から助言や指導を受けることで，多職種協働による栄養教育が実行できる．

　症例の場合，「食欲の回復・目標栄養量の75%以上摂取」という結果目標に対しては，早期に解決が望まれるため1ヵ月で評価することとした．栄養ケアの内容は，ただちに実行できることとし，孤食による食欲低下を

栄養ケア計画書					
利用者名 ○○○○○	計画作成者	△△△△	初回作成日	××年　○月　○日	
	計画作成者所属	□□クリニック	作成（変更）日	××年　●月　△日	

本人や家族の希望	本人：好物は食べてはいけないものなので，何も食べたくない．好きなものを安心して食べたいという思いがある．
	家族：退院時の栄養指導で提示された献立のとおりに調理して，少しでも悪くならないように支えたいが，作っても食べてくれず，何を食べさせたらよいかわからずに毎日の調理がストレス．適正な食事内容を知りたい．
医師の指示	栄養状態の改善に対する栄養指導． 糖尿病性腎症があるが，栄養アセスメントと生活に即した栄養指導の依頼．
解決すべき課題	1. 食欲の減退 2. 病態に応じた適正な食事内容の理解不足 3. 中等度の腎機能低下
長期目標	食を通じたQOLの向上 病態の悪化予防

短期目標	栄養ケアの内容	担当者	頻度	期間
食欲の回復： 目標栄養量の75％摂取	● 食べたいものを安心して食べられるよう，食べたいもののリクエストに応じた調理指導を行う．	管理栄養士	月2回	1ヵ月
	● 孤食の機会が減るよう，家族との食事の機会を増やす．	家族	随時	
	● デイサービスにおいても，食事摂取量が増えるよう，声かけを行う．	デイサービス	週3回	
適正な食事内容・量の理解	● 訪問栄養食事指導により，適正な食事量・内容について理解を深める．	管理栄養士	月2回	3ヵ月
状態の変化を把握し，情報を共有できる環境を整える	● 状態の変化について，主治医・ケアマネジャー・デイサービス担当者と，随時連絡のとれる体制の構築．	家族	随時	3ヵ月
	● 全身状態の観察と病態の管理	主治医	月2回	
	● 全身状態の観察	デイサービス	週3回	
	● 訪問栄養食事指導の報告	管理栄養士	月2回	

図5-2　栄養ケア計画書

防ぐため，家族との食事の機会とデイサービスの利用回数を増やすことと，同時に月2回の調理指導により，食べたいもののリクエストに応えて食欲の回復を図ることとした．一方，学習目標の「適正な食事内容の理解」については，ある程度時間をかけて3ヵ月の達成目標とした．

病院などとは違い，複数の他事業所の専門職が関わる在宅医療の現場では，高齢者を取り巻く関係専門職間での連携体制の構築という環境目標の設定が見込まれる．自治体で展開される**医療介護連携推進事業**のなかで，在宅医療・介護関係者の連携についてルールやツールが検討されている地域もあるので確認する必要がある．情報共有のツールとして，現在，多くの地域で情報通信技術information and communication technology（ICT）を活用した医療介護連携ネットワークシステムが使われているので活用するとよい．例）どこでも連絡帳：栃木県，カシワニネット：柏市，あじさいネット：長崎県など．

④ 汎用される既存の教材を紹介し，その教材で何をどこまで教育できるのか

認知機能の低下や麻痺などの身体機能の低下などにより，高齢者には細かい文字や数字のテキストは不向きである．ポイントを絞り，絵や写真を取り入れたリーフレットを作成し，冷蔵庫などの見えるところに貼ったり，日ごろ使用している茶碗やスプーン，鍋などを用いて適正量の把握を図ると効果が高い．

症例のように，訪問栄養食事指導の場合，高齢者の生活の場が栄養教育の場となるため，調理指導により，実際に目や舌で感じることができる．調理指導後に写真入りの献立カードを作成するなど，日常に反映しやすくする工夫も必要である．

⑤ 計画を実施し，評価してより良いプログラムにするためにどのような仕組みが必要か

栄養ケア計画で設定した目標に対して達成度の評価を行い，解決された課題，残された課題，新たな課題を整理する．

モニタリング・アセスメント様式にあたっては，必要事項が網羅されている定型的な書式を用いるとよい．厚生労働省や日本栄養士会などのウェブサイトにも様式例が掲載されている．

介護保険下では，**サービス担当者会議**が開催され，高齢者の身体・生活状況等の情報を共有するとともに，各専門的な見地からの意見交換がなされる．管理栄養士の視点だけでなく，本人，家族，多職種との共通認識のうえで，今後の栄養教育の方向性を検討する機会である．

切れ目のない栄養教育の継続には，行政・病院・施設（デイサービス・短期入所サービスなど）・在宅の管理栄養士の連携も不可欠である．2020年の診療報酬改定において，退院時の栄養食事指導に加えて，入院中の患者の栄養管理に関する情報等を管理栄養士がいる後方施設へ情報提供することが評価され，「栄養情報提供加算」（50点）が新設されている．

⑥ 残されている課題は何か

何らかの支援なしには生活できない在宅療養者がますます増えていくなか，在宅訪問栄養食事指導を提供できる管理栄養士の育成が大きな課題である．

日本栄養士会では，2008年度から，地域住民が栄養ケアを受けることのできる拠点として，**栄養ケア・ステーション**を各都道府県栄養士会に設置し，栄養ケアのネットワーク体制の整備を進めている．

6 外国人

① はじめに

わが国における在留外国人数は，2019年に約293万人に達し，過去最高となった[18]．かつては中国籍，韓国籍が在留外国人の約半数を占めていた

が，近年はベトナム，ブラジル国籍をはじめ，多国籍化の傾向がみられる．

訪日外国人旅行者は，2019年まで年々増加していたが，2020年は新興感染症の世界的な流行により大幅に減少した[19]．全体数は減少したが，中国・香港，韓国，台湾が全体の70％を占め，それ以外では東南アジアや欧米地域などさまざまであった．

こうした背景から，外国人患者が安心して医療機関を受診できる体制の整備が全国的に進められており，今後，管理栄養士が外国人患者に対する栄養教育を担う機会が増加すると考えられる．

❷ 外国人患者は多くの不安を抱えている

一般的に，外国人患者は多くの不安を抱えている．まず，異国に暮らしていることによる不安があり，さらに言語の違いや，文化の違い，医療事情の違いなどによる不安を抱えていると推察される．このため，外国人患者の多様性を尊重し，日本人と異なることを受け入れ，相手をよく知ろうという姿勢で接することが重要である．

❸ 外国人患者の実態をどのように把握するか

主に，言語・文化・宗教の違いを理解して対応する必要がある．

a. 言語の違い

日本語での日常会話がある程度可能な外国人患者とのコミュニケーションであっても，医療に関する言葉は理解が難しいと考えて対応する．また，英語圏以外の外国人患者と英語でのコミュニケーションをとることも難しい場合が多い．そのため，外国人患者とコミュニケーションをとる場面では，**医療通訳者**⌇による対面通訳を要請することが望ましい．医療通訳者は，「なにも足さない・なにも引かない」正確な通訳を行うトレーニングを受けており，外国人患者の実態を把握するうえで非常に重要な役割を担っている．

しかし，医療通訳者不足や，外国人患者の多言語化などから，医療通訳者による対面通訳が行えない場面にも遭遇する．この場合は，**電話通訳**⌇，**翻訳デバイス・翻訳ツール**⌇などを駆使して患者把握に努める．翻訳デバイス・翻訳ツールを利用する場合は，誤訳を確認できない場合があることを念頭に置く．また，患者の家族，友人などを介した通訳は，通訳技術や医療知識の欠如などによる不正確な通訳となる可能性があること，家族や友人に責任を負わせることになるなどの理由から，積極的には推奨されない．

前述のように，外国人患者の実態をできるだけ正確に把握するためには，医療通訳者以外にもさまざまな通訳手法を利用する必要があることを理解する．

b. 国籍・文化の違い

人は，生まれ育った国や地域の習慣，風習，価値観などに影響を受け

Memo

▶ 医療通訳
医療に関連した場面で，医療従事者と外国人患者の間の通訳を担当する専門家．2019年より国際臨床医学会による認定制度が開始された．

Memo

▶ 電話通訳
医療従事者と外国人患者が同席する場面で，多言語センター等の通訳者に電話をかけ，電話口の通訳者が双方の言語の通訳を行う通訳方法．

Memo

▶ 翻訳デバイス・翻訳ツール
音声や文字をさまざまな言語に翻訳し，双方のコミュニケーションを円滑に行うためのデバイス．また，カメラで撮影した文字を翻訳できるアプリケーションや，インターネットのサイトなど種類は多岐にわたる．

表5-8　国・地域別の食文化・食習慣（文献20より作成）

国・地域	食習慣など
中国	● 北方では小麦，南方では米が主食. ● 通常生ものは摂取せず，火を通した料理を食べる. ● 冷菜を除き，冷たい料理はほとんど食べない. ● 食後に果物を食べる.
韓国	● 唐辛子，にんにくなどの香辛料をよく使用する. ● 動物のさまざまな部位を使用したスープや魚のスープなど，多様なスープ料理がある. ● 夏に熱い料理（スープ料理など）を食べる習慣がある.
米国	● 都市部を中心にベジタリアンが多く存在する. ● さまざまな民族から成り立っているため，多様性に富んでいる. ● 食事とともにアルコールを摂取することが多い. ● 食後にデザートを楽しむことが多い.

表5-9　ベジタリアン（文献20より作成）

lacto vegetarian	乳製品を食べる. 肉類，魚介類，卵は食べない.
ovo vegetarian	乳製品と卵を食べる. 肉類，魚介類は食べない.
pesco vegetarian	魚介類を食べる. 肉類は食べない.
pollo vegetarian	鶏肉を食べる. 鶏肉以外の肉類は食べない.
fruitarian	地下茎野菜や果物だけを食べる.
vegan	一切の動物性食品（肉類，魚介類，乳製品，卵など）のほか，はちみつも食べない. 皮製品など動物から得られる製品も使用しない.

る．そのため，外国人患者と接するときは，その多様性を受け入れ，異なる文化を理解しようとする姿勢が大切である.

　国籍により，大まかな食習慣の違いを把握することが可能であるが（表5-8），同じ国でも地域や生活習慣などにより，食生活はさまざまである．**ベジタリアン**は，一般的に菜食主義者とされているが，ベジタリアンになる動機もさまざまであり，ひとくくりにすることは難しい（表5-9）．また，これらはあくまで一般的なものであり，患者それぞれの食習慣を尊重することが重要である.

c.宗教による違い

　宗教上の信念によって，食事療法に配慮が必要な場合がある．代表的な宗教と，注意すべき食材についての概要を表5-10に示す．なお，ここで掲げたものはそれぞれの宗教の一般的な考え方であり，個々の患者に必ず当てはまるものではないため，患者個人の価値観や生活習慣を詳しく把握することが大切である.

❹ 問題点の抽出と目標設定はどのように行うか

　患者の職業や経済面，家族構成，疾病の治療方針，患者の疾病に対する理解度などについて，カルテを確認したり，医師や看護師など他職種か

表5-10　主な宗教と注意すべき食材（文献20より作成）

	該当する国	注意すべき食材
イスラム教徒	特にアジア，北アフリカ，中東に多い．	豚，アルコール，血液，宗教上の適切な処理が施されていない肉など． ※特定の言葉を唱えた後に処理されたもの（ハラル）は摂取可能である．
仏教徒	東アジア（中国，台湾，韓国，ベトナムなど），中央アジア（チベット，モンゴルなど）に多い．	厳格な僧侶および一部の信者では，肉全般，五葷（ごくん）*を避けることがある．
キリスト教徒	ヨーロッパ，アメリカ大陸に多く，世界各国に存在する．	一部の分派では，肉全般，アルコール類，コーヒー，紅茶，お茶などを避けることがある．
ユダヤ教徒	イスラエル，アメリカ，ロシアなどを中心に世界各地に存在する．	「カシュルート」という食事規定がある． 豚，血液，宗教上の適切な処理が施されていない肉，乳製品と肉料理の組み合わせには特に注意が必要である．
ヒンドゥー教徒	インド，ネパールに多い．	肉全般（主に牛，豚），魚介類全般，卵，生もの，五葷*

*：にんにく，にら，らっきょう，玉ねぎ，あさつき

ら情報を得ておくと，問題点が把握しやすくなる．そのうえで，前述した外国人患者の文化や生活習慣，宗教上の信念などを考慮し，医療通訳者などを利用して患者本人の食生活を詳しく把握する．平均的な食事摂取内容の聞き取りを行っていると，日本ではあまりなじみのない食品を摂取していることがある．その食品の摂取が頻回である場合や，疾病の治療に影響しそうな場合は，どのようなものかを詳しく聞き出し，写真や絵などを使ってできる限り正確に把握する．また，宗教上の理由などから，食事時間に制約がないか，食事回数が制限されないかなども把握する必要がある．

これらを考慮しながら，患者の食生活全体を把握し，疾病治療上の優先順位が高い項目をいくつか挙げる．そして，食生活の変更がどの程度可能であるかを患者とともに考えながら，実現可能な目標を設定する．

⑤ 教育計画を策定する際の留意点

前述のとおり，外国人患者は，国籍や生活背景，宗教などにより，さまざまな食習慣を有する．宗教上の理由やベジタリアンであることなどに

臨床で **役立つコラム** 🖊

▶▶ **外国人患者さんの母国語であいさつしてみよう**

筆者が勤務する病院は「外国人患者を受け入れる拠点的な医療機関」に登録されており，横浜中華街に隣接していることから，中国語圏の患者さんの栄養指導を行うことが多い．中国人患者さんが入院する場合，食事摂取量や消化器症状の確認等で短時間の会話が必要な場面が多いが，そのたびに医療通訳者にお願いすることは困難である．そのため，翻訳デバイスを利用している．日本語で話した言葉が，デバイスの画面に日本語で表示されるため，翻訳前に誤訳がないか確認できる点がありがたい．しかしやはり，日々のあいさつやよく食べる食材の名称などは，発音は正確でなくても患者さんの母国語での表現を覚えておくと，コミュニケーションを深めるのに役立つと感じる．

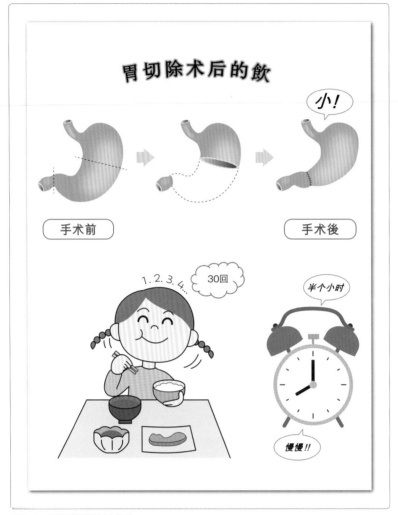

図5-3　栄養指導教材（例）
（JCHO横浜中央病院　栄養管理室より提供）

より，主にたんぱく質源となる食材への考慮が必要となる点に注意する．種類は制限されるが肉類や魚介類が摂取できれば，摂取できるものを中心に摂取するよう提案し，過不足が生じないように注意する．ベジタリアンで肉類や魚介類を摂取できない場合は，大豆・小麦たんぱく・卵・乳製品などを利用する．また，日本の食材が摂取できれば，豆腐や納豆なども利用しながらたんぱく質摂取量を調整する．動物性食品を全く摂取しないベジタリアンでは，ビタミンB_{12}欠乏，ビタミンD欠乏などにも注意する．

　また，肥満の判定は国ごとに異なることを念頭に置く．世界保健機関（WHO）では，体格指数body mass index（BMI）$\geqq 30\,\mathrm{kg/m^2}$を肥満とするが，日本肥満学会ではBMI$\geqq 25\,\mathrm{kg/m^2}$を肥満Ⅰ度としており[21]，必要栄養量の算出の際には注意が必要である．日本の各学会が発表しているガイドラインのほか，欧州臨床栄養代謝学会European Society for Clinical

Nutrition and Metabolism（ESPEN）等のガイドラインも参考にして必要栄養量を検討することが望ましい.

❻ 栄養教育に使用する教材

外国人患者に利用する教材の例として，一部中国語などで作成しているものを示す（**図5-3**）．これは，胃切除後の食事摂取方法についての教材である．必要に応じて，医療通訳者に翻訳を依頼したり，翻訳ツールを利用しながら教材を作成し，ストックしておくとよい.

また，一部の学会ではガイドラインを英語で公開しているため，資料作成時に参考にするとよい.

症例 　**40歳代　男性　パキスタンより来日**

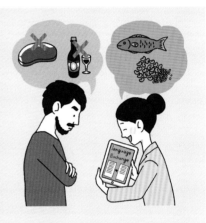

患者情報 ：40歳代，独身男性．就労目的でパキスタン・イスラム共和国から来日．1ヵ月前から右鼠径部にゴルフボール大の膨隆を自覚して外来を受診した．診察とコンピューター断層撮影computed tomography（CT）検査の結果，右鼠径ヘルニアと診断されて手術の方針となった．外来でのインフォームドコンセントの際に，患者はイスラム教徒のため摂取できない食材があることがわかり，肥満もあるため，医師から管理栄養士に外来栄養指導の依頼があった．また，外来看護師より，患者は英語でのコミュニケーションが可能との情報があった.

主な身体所見と検査結果 ：身長174.6cm，体重90.3kg，BMI 29.6kg/m^2，IBW 67.0kg，Hb 14.1g/dL，TP 7.6g/dL，Alb 4.4g/dL，TC 182mg/dL，TG 84mg/dL，CRP 0.30mg/dL

治療方針 ：今後手術目的で入院予定のため，宗教上の禁止食品など食生活全般の詳細な把握を行う．また，肥満のためエネルギー1,700kcal（25kcal/kg），たんぱく質80g（1.2g/kg）のエネルギーコントロール食での食事療法を行う.

栄養管理上の問題点 ：患者は英語でのコミュニケーションが可能なため，翻訳デバイスとしてタブレットを使用し，翻訳アプリケーションを使用してコミュニケーションを行った．宗教上の理由から，豚肉・牛肉とそれらを原材料とした加工食品，調味料（ブイヨン，エキス等），アルコール（料理酒，みりん等）は絶対に摂取できないが，それ以外の食品は特に制限なく摂取することができる.

このため，入院中の食事は上記の禁止食材を使用しない個別対応食を提供することとした．具体的な対応として，主菜は魚介類や豆類・大豆製品，卵を用いた献立に変更，調理に使用する調味料の原材料に肉エキスが含まれる場合は別の調味料での味つけに変更するなど，献立の個別対応を行うこととした．これらの対応について患者と共有し，入院中に安心して食事を摂取できるよう配慮した．また，食事聞き取り調査から，主食（米飯，パスタ）と果物類を多く摂取する傾向がみられたため，フードモデルを使用して適正量を示した.

❼ 計画を実施し，評価してより良いプログラムにするために どのような仕組みが必要か

　外国人患者では言語が異なるため，食事摂取記録の記載があっても翻訳に時間がかかり，食生活全体の把握と評価が難しい．このため，摂取した食事の写真を撮影してもらい，栄養指導時に確認する方法を取り入れると食生活の把握と評価がしやすくなる．

　また，外国人患者に関わるさまざまな職種と連携しながら患者の生活背景などについての理解を深め，患者との信頼関係を築くことが重要である．

❽ 残されている課題は何か

　外国人患者の栄養教育では，医療通訳者の不足などから，医療従事者と患者の間のコミュニケーションが的確に行われていないケースもある．より効果的な栄養教育を実践するうえで，電話通訳や，翻訳デバイスなどを組み合わせながら通訳体制を整備することが必要であると考える．そして，外国人患者それぞれの生活背景や食習慣をよく把握したうえで，実現可能な目標を設定することが重要である．

臨床で 役立つコラム

▶▶ 身長・体重の単位は？

　栄養指導を行ううえで，患者さんの身長・体重の把握は非常に重要である．外来でも入院でも，初めてお会いする患者さんには身長と体重を伺うが，特に英語圏の患者さんのなかには，身長を「フィートfeet・インチinch」，体重を「ポンドlb」で教えてくれる方が多い．いざというときに慌てないように，1フィート＝304.8mm，1インチ＝25.4mm，1フィート＝12インチ，1ポンド＝約450gと覚えておくとよい．手元に電卓があれば簡単に身長（cm），体重（kg）を計算でき，BMIや理想体重，必要栄養量の算出が可能になる．

B 治療・増悪防止に焦点をあてた栄養教育

① 障がい者/障がい児(介護)

障がい者とは,「身体障害,知的障害,精神障害,その他の心身の障害がある者であって,障害および社会的障壁により継続的に日常生活または社会生活に相当な制限を受ける状態にあるもの」(障害者基本法)とされる.障がい者に対する栄養教育は,障がいの種類や程度を考慮し,生活の自立や社会での共生,健康の維持・増進のほか,合併する慢性疾患の対応など個別化が必要となる.栄養教育の対象は,家族や介助者が生活の支援をしている場合は,本人のみならず支援者への栄養教育を適切に行うことが求められる.

● 身体障がい

身体障がいは,身体障害者福祉法では,「視覚障害,聴覚障害・平衡機能障害,音声機能・言語機能障害,肢体不自由,内部障害(心臓,腎臓,呼吸器,膀胱,大腸,小腸,免疫等)」に分けられる.厚生労働省の調査[21]によると,肢体不自由が最も多く,年齢では65歳以上の増加が顕著となっており,身体障がい者の高齢化も進んでいる.

身体障がいに対する栄養教育は,部位や程度による生活の自立度を考慮し,個々の残存機能を生かす支援が必要となる.**栄養アセスメント**や**目標栄養量の設定**をする際には,**日常生活動作**activities of daily living (ADL)により消費エネルギー量の個人差が大きく,画一的な評価,管理を行うことが難しいことを考慮する.栄養教育を実施する場合には,たとえば視覚障害,聴覚障害があれば,コミュニケーション方法や教材の選定の個別化の工夫をする.重症心身障がい児(者)📎では,食事だけでなく静脈・経腸栄養管理も栄養教育の1つである.

● 精神障がい

精神保健および精神障害者福祉に関する法律では,「精神障害者とは統合失調症,精神作用物質による急性中毒症またはその依存症,知的障害,精神病質その他の精神疾患を有する者」とされる.精神障害者保健福祉手帳の交付📎は精神疾患の状態と能力障害の状態の両面から総合的に判断され,1〜3級に分かれる.

一部の精神障がい(発達障害,気分障害,認知症など)では,食へのこだわりが強く,拒食,過食など,摂食の程度が問題となる.過食による肥満とそれに伴う生活習慣病の対策が必要な半面,拒食では,痩せ,低

Memo

▶ 重症心身障がい児(者)
重度の知的障がいと重度の肢体不自由が重複した児(者)(児童福祉法).

Memo

▶ 精神障害者保健福祉手帳の交付対象
統合失調症,気分(感情)障害(うつ病,躁うつ病など),非定型精神病,てんかん,中毒精神病(アルコール,薬物など),器質性精神障害(高次脳機能障害を含む,認知症など),発達障害(精神神経症状を伴う),その他の精神疾患.

臨床で 役立つコラム 🖊

▶▶ 精神障がいと糖尿病の関連

糖尿病では精神疾患の合併が多いことが知られている．糖尿病とうつ病は併存率が高く，それぞれの発症や予後にも影響するといわれ，また，肥満，高血圧，脂質異常症などの合併症も多くなる[22, 23]．

栄養のリスクが栄養問題として挙げられる．また，精神障がいの治療薬（抗精神病薬，抗うつ薬，抗不安薬など）における摂食や代謝に関連する副作用としては，便秘，口渇，食欲亢進，体重増加，糖代謝異常，脂質代謝異常などがある．便秘や口渇では，誤嚥や嘔吐による肺炎に注意を要する．代謝異常では，生活習慣病発症のリスクを高めるものがある．栄養教育の場面では個々のこだわりや特有な食行動，薬物の副作用などを把握したうえでの指導を心がける必要がある．

●知的障がい

知的障がいは，知的機能が低く適応行動に制約を伴う状態で，発達期に生じる知的発達の障がいである．精神遅滞ともいわれ，知能指数intelligence quotient（IQ）によって軽度，中等度，重度，最重度に分けられる．知的障がいは，多くは原因不明であるが，ダウンDown症候群など先天的に生じる場合や，出生時あるいは出生後の脳障害による場合などがある．

問題となる食行動は偏食，過食，早食い，丸呑み，異食などがあり，生活習慣病の要因となる肥満が問題視される．プラダーウィリーPrader-Willi症候群（下垂体系の異常による食欲亢進）やダウン症候群（こだわりの強さによる偏食，過食，丸呑みなどの食行動が抑えられず過食につながる）は小児の二次性肥満🖇の原因となるため，幼少期から適切な食習慣の構築が必要である．自分では症状をコントロールできないため保護者の協力が不可欠で，幼少期から食環境を整え，適正な食事量を理解するための栄養教育が求められる．

📎Memo
▶二次性肥満
中枢神経や内分泌系など特定の疾病や病態に由来する肥満．対して原因として明らかな疾病がないものを原発性肥満と呼ぶ．

事例　肢体不自由で車いす生活を送る知的障がい者への栄養教育

患者情報：30歳代男性．軽度の知的障がい，下肢が不自由で車いすを使用している．普段は障がい者支援施設で生活している．定期的に整形外科に通院中．通院時は母親が同席している．

主な重体所見：身長168cm，体重72.0kg，BMI 25.5kg/m²

栄養管理上の問題点：過食が目立つようになり体重が3年間で約10kg増加，最近になって高血糖，脂肪肝を指摘されて受診．食事は基本的に施設で提供されるが，付き添いのもと自分で購入することも可能であり，コンビニエンスストアで買い物（スナック菓子，清涼飲料水）をすることが楽しみ．施設での食事は3食1,800kcal/日で管理．

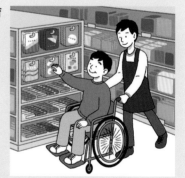

❶ どのように実態を把握するか（アセスメントの内容と方法）

　ADLや自立度，食事摂取の方法（介助の有無），食事内容のアセスメントを行う．母親を通じて施設の職員に提供している食事の栄養量や内容，個別対応の状況，摂取量，食事や間食の自己管理状況について確認した内容が前述の事例になる．施設での食事は1,800kcal/日であり，日本人の食事摂取基準2020年版の同年代の活動レベルⅠと比べるとエネルギー量は少なく，事例の標準体重あたり30kcal/kg/日に相当し，大きな問題はなさそうと判断される．嗜好品の摂取が増加したことは母親も施設職員も認識していたが，体重増加への懸念はあまりしていなかったようであり，介護者の健康や栄養に関する知識やスキルについてもアセスメントが必要となる．対象者本人に食事摂取状況の実態を確認できればよいが，障がい者が対象ではそれが困難な場合も多く，食生活をよく知る支援者の協力のもと実態を把握する．

❷ どのように課題を抽出し，目標を設定するか
（明確化する際の留意点）

　主に介護者（支援者）を学習者として栄養教育を行う．本人の健康管理への意識が低く，セルフケアが困難であるため，母親への教育を通じて施設職員にも食行動の問題点を認識し目標を共有してもらう．

学習目標：体重増加のリスクを理解する．適切なエネルギー摂取量を理解する．

行動目標：コンビニエンスストアで買う菓子類は100kcalまでの製品にする（ように調整する）．清涼飲料水は無糖の製品を買う（ように調整する）．

結果目標：体重をBMI 25kg/m²未満（70.6kg未満）で維持し，糖尿病の発症を予防，脂肪肝を改善する．

　日常的には施設での食事管理は1,800kcal/日でなされており，問題点は自己管理の部分であるスナック菓子や清涼飲料水の摂取を見直すことである．コンビニエンスストアへ買い物に行かないという選択肢もある．ただし，買い物に出るということが生活の自立を促すことにつながっており，日常の楽しみを奪いQOLを低下させる懸念がある．肥満が高血糖や脂肪肝に影響することを母親に教育し，施設職員にも改善が必要な状況であることを説明し理解してもらう．そして購入する菓子の目安量を100kcal以内と定め守ること，清涼飲料水は無糖の製品を購入するよう促す協力をお願いし，そのときの本人の様子をみて行動目標の変更を考慮することにした．障がいの程度や取り巻く環境は個々の違いが大きいことを前提とし，実行状況に応じて修正をこまめにする．対象者の食へのこだわりや特有な食行動の把握も必要である．

表5-11　教材の種類（事例）

母親，施設職員向けの教材	●肥満と高血糖の関連 ●脂肪肝の食事療法，肥満症の食事療法 ●目標エネルギー量と食品構成を示した献立例 ●菓子類，清涼飲料水のエネルギーが記載された本，プリント
本人向けの教材	●菓子類，清涼飲料水のエネルギーを記載したプリント，カード 　100kcal以内のおやつの具体例を本人が理解できるようにする

③ 教育計画を策定する際の留意点は何か（期間，時間，回数，学習形態，場所，チーム）

　栄養教育を行う回数は整形外科の通院のタイミングに合わせると半年に1回のペースになる．それ以外での教育時間を確保することは難しい．すなわち教育する回数が少ないため，目標とする期間は健常者で想定されるよりも長めに考慮し，1年間でBMI 25kg/m² 以下の体重を目指すため1.5kgの減量と設定した．あくまでも減量や健康状態の改善は本人が理解し望むこととは限らないため，負の感情を抱かず楽しめるよう**学習形態**を工夫したい．

　障がいの種類や程度の個人差が大きいことを考慮すると学習形態は個人学習が中心になるが，学習対象は本人のみならず介護者や支援者を含む．教育期間や頻度は本人の理解度や実行状況をしっかりアセスメントして決定する．介護者が対象者を栄養指導の場に連れてくる負担があれば介入回数を減らす考慮をする．障がい者に限らないが，対象によって教育にかける設定時間の配慮が必要である．たとえば知的レベルや認知機能によっては健常者より理解に時間を要すること，同じ内容を何度も繰り返し説明すること，個々に合わせた教材の準備のため指導時間が長くなる場合もある．栄養教育を実施する場所の配慮も個々に合わせて設定が必要であり，多数の人がいる場所，逆に個室が苦手な場合などさまざまである．当然ながら身体障がい者で車いすの場合は，部屋のスペースや動線への配慮が必須である．障がい者への支援は，家族のほか，さまざまな職種が関与している．たとえば，介護福祉士，ホームヘルパー，医療社会福祉士medical social worker（MSW）🖉，ケアマネジャー🖉，臨床心理士，公認心理師📍などに対する栄養教育の実施と連携を図ることも重要である．

④ 汎用される既存の教材を紹介し，その教材で何をどこまで教育できるのか

　本人へ渡す教材は，対象の障がいの程度や理解度を考慮し，通常よりも文字を大きくしたり，漢字を減らしてひらがなを使用する，漢字にはルビをふる，本人が理解できない言葉は理解できる言葉に置き換える対応をするなどの工夫をする．イラストを組み入れ視覚的に理解できるような教材を用意する．また，料理や食材の写真が印刷されたカードや写真を用いて，ゲーム感覚で取り組める教育も効果的である（**表5-11**）．

Memo

▶ **MSW**
療養中の心理的・社会的問題の解決，調整援助，退院援助，社会復帰援助，受診・受療援助，経済的問題の解決，調整援助，地域活動を行う（厚生労働省『医療ソーシャルワーカー業務指針』より）．

Memo

▶ **ケアマネジャー（介護支援専門員）**
介護保険制度に基づいて，要介護者等が適切なサービスを利用できるよう市区町村，サービス事業者等との連絡調整等を行う者であって，要介護者等が自立した日常生活を営むのに必要な援助に関する専門的知識・技術を有するものとして介護支援専門員証の交付を受けた者（介護保険法）．

📍 参照 P.102へ

**⑤ 計画を実施し，評価してより良いプログラムにするために
どのような仕組みが必要か**

　対象者の食事を含む日常生活の把握を強化する．そのためには前述の
関連するさまざまな職種との連携をとり，本人の言動の変化やストレス状
況などを確認する．体重が減ると良いことが起きるという体感が生活のな
かで生まれるよう配慮する．たとえば，以前着ていた服が着られるように
なり支援者から褒められる，介護者と一緒に100 kcal以内のおやつを探す
ことをゲーム感覚で取り組めるなど，プラスになるフィードバックができ
るよう提案する．

⑥ 残されている課題は何か

　ストレス管理：食事は日常生活の一部で日々繰り返されるため，食行動
の変化がストレスになることは大いにあり得る．ストレスの管理も介護者
を含め周囲が注意すべきところであり，長く続けられ，健康増進，疾病
予防につながる食習慣の確立を目指す．

　目標の共有：さまざまな介護者，支援者が共通認識をもてるよう記録用
紙，食事記録ノートなどを作成し，食事摂取状況の把握や目標達成状況
の記録を共有できるようなシステムづくりを考慮する．

2 病人(慢性疾患，代謝異常)

　保険医療機関における病人(患者，疾病者)に対する栄養指導(栄養教
育)は，治療の一環として位置づけられ，治療効果の向上，疾患の増悪防
止，健康寿命の延長，さらには医療費の抑制につながることも期待され
る．栄養指導の主な対象である食事療法(栄養療法)は患者にとって受け
身の治療ではなく，食事を通じて患者自身が主体的に取り組む治療にな
る．そのため，病人に対する栄養教育を担う管理栄養士には，疾病の理
解だけでなく，対象者の性格，ライフステージ，生活習慣，身体機能，
社会背景など日常に目を向けた総合的な評価に基づき，個々に合わせた教
育を行うスキルが求められる．

① どのように実態を把握するか(アセスメントの内容と方法)

　事例2「複数の生活習慣病を合併した患者」(➡第1章B)♥の個別栄養指
導を例に考えていく．個別栄養指導を行う際は，まず対象となる症例の実
態(＝病態)を把握することから始まる．カルテから現病歴など病態に関わ
る情報を収集し，病態に応じた食事療法は何かを考え，その食事療法に
必要なアセスメント内容を検討する．アセスメント項目は**聞き取り法**や**質
問紙法**(➡第3章B)♥を用い，病態や指導内容に合わせてあらかじめ設定
しておく．しかし，より効果的な栄養教育を実践するにはそれだけでは不
十分であろう．事例2で管理栄養士が考えたように，患者を取り巻く環境
などあらゆることに目を向け，患者個々の性格や価値観など，対話する

♀ 参照 P.5 へ

♀ 参照 P.49 へ

なかで実態を把握する必要がある．患者と管理栄養士の信頼関係が築けていない段階では，日常の食事摂取状況を打ち明けてもらえるとも限らない．食生活はプライバシーにも関わるため話すことを拒む場合もあり，食習慣の実態の把握が難しいことを考慮する．

❷ どのように課題を抽出し，目標を設定するか（明確化する際の留意点）

a. 課題抽出-1　栄養指導の指示内容と病態から必要な食事療法は何かを考える

医療機関での栄養指導は，**診療報酬**制度に則り，医師の指示に基づき行われる．管理栄養士は対象の病態を理解し，指示内容の妥当性を判断する．食事療法の内容は，**治療ガイドライン**に示されている疾患ではその基本に従う．それ以外に，医師や各施設の治療方針に基づく場合や治療ガイドラインに食事療法の記載がない疾患もあるが，基本的な病態を理解したうえで栄養指導を進めることに変わりはない．

【指示栄養量】

エネルギー1,300kcal/たんぱく質50g/脂質35g/コレステロール200mg未満/食塩6g

→各病態の治療ガイドラインに基づき上記指示量の妥当性を確認する

① 肥満症・糖尿病[21, 25]→適正なエネルギー摂取量：標準体重51.5kg×25〜30kcal＝1,287〜1,545kcal

② 脂質異常症[26]→脂質エネルギー比20〜25％，脂肪酸比率の適正化とコレステロール200mg未満

③ 高血圧症[25-27]→食塩6g未満

④ 腎機能低下→医師に方針を確認したところ，たんぱく質制限はせず過剰摂取に注意するよう指示が出た．糖尿病の食事療法[25]に準じエネルギー比20％未満を目安にする．

→体重減少，血圧・血糖値・脂質データの改善を優先した食事療法が必要となる．

b. 課題抽出-2　食習慣，食事摂取状況から食事療法の課題を抽出する

患者氏名　○○○○, 60歳 女性

栄養指導時の患者の発言（主観的情報）：「1年前に入院したときに食塩の摂りすぎがよくないと言われましたが，でも家族もいますし，自分一人だけ食事内容を変えるのは難しいです．退院後は少し体重が減りましたが，すぐに戻りました．血糖値は高いと言われるけど，薬を飲んでいるし大丈夫かなと思っています」

食事摂取内容（客観的情報）：

朝7時：食パン6枚切り1枚，マーガリン小さじ1程度，青汁

昼12時：普段から弁当を持参（ごはん100g程度，卵焼き（卵1.5個分），冷凍春巻き，

ブロッコリー・マヨネーズ，ミニトマト，漬物），缶コーヒー（微糖）

夕19時：ごはん150g程度，豚肉の生姜焼き（ロース肉100g程度，普段から家族の好みで脂身付きロース肉，大皿に盛る），キャベツの千切り（胡麻ドレッシングをかける），味噌汁，夕食後に果物

間食：夕食を作る前にアーモンドチョコレート5粒（アーモンドが体に良いと聞いたため）

→1日あたり約1,700kcal

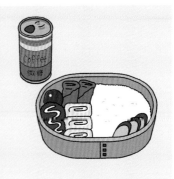

食習慣：外食は月1回程度．魚料理より肉料理が多い．帰宅時に近所で総菜（揚げ物中心）を買う（週2〜3回）．料理はあまり得意ではない．

家族構成：夫，子ども2人．健康状態に問題なし．調理担当は本人．

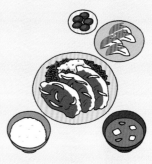

運動習慣：特になし．事務職で日中はほぼ座位で過ごす．外出は車での移動が多い．

栄養指導の経験：入院時に心臓病の集団教室に参加し，減塩の食事療法の話を聞いた．

【アセスメント結果から抽出された課題】

①エネルギー・脂質摂取量および食塩の過多：内臓脂肪型肥満の解消に向けエネルギー摂取量の適正化が必要．食事摂取内容から約1,700kcal/日，食塩8〜9g/日と予測．エネルギー摂取過多は油脂類の摂取量が多いことが主な要因で，飽和脂肪酸，コレステロールの摂取も多いことが予想される．ただし，現体重61kgを維持するために予測されるエネルギー摂取量は30〜35kcal/kg/日（1,830〜2,135kcal/日）で，評価したエネルギー量はそれよりも少ないことに注意が必要である．これは，まず患者が食事摂取状況を過小申告している可能性を考慮する．特に，菓子類，清涼飲料水など嗜好品の摂取は申告されにくい．また，管理栄養士の聞き取りのスキル不足も影響する．マヨネーズやドレッシングなど油脂類の摂取量は常用量を目安に予測したため，実際の摂取量との乖離があればエネルギー摂取量の過小評価につながる．家族で一緒に食事を摂る場合に大皿に盛る料理も摂取量が曖昧になりがちであり，患者本人が調理担当の場合は調理時の味見など，意識していない部分で摂取量がかさんでいることもある．食塩摂取量も同様に予測と実摂取量は乖離することを考慮する．これらの不正確な部分をできる限りなくすため，次回以降の栄養指導では栄養素等摂取量の評価方法は食物摂取頻度調査や，数日分の食事記録による評価などいくつかを組み合わせることを検討したほうがよさそうである．

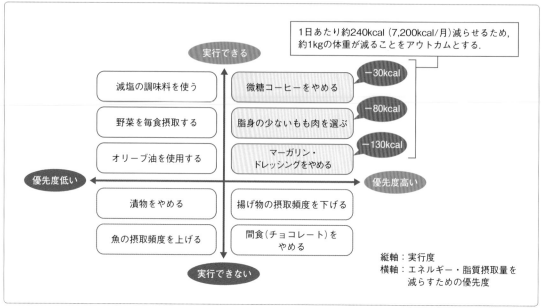

図5-4　目標設定

② 食事療法の理解の欠如：2型糖尿病の指摘から15年経過しているが，間食や砂糖入りの嗜好飲料の摂取が日常的．その背景には薬を飲んでいるから問題ないとの認識があるようだ．

c. 目標設定

① 学習目標：適切なエネルギー摂取量を理解する．血糖コントロールのための食事療法の基本を理解する．

② 行動目標：1）エネルギーと脂質の摂取量を減らす，2）食塩摂取量を減らす．

③ 結果目標：体重を1ヵ月で1kgのペースで減らし，1年後に標準体重51kgを目指すことで心筋梗塞の再発を予防する．

　行動目標の設定は，管理栄養士が一方的にするものではなく，患者自身が設定するよう促したい．自分で決定することが難しい場合は，管理栄養士はその意思決定に向けた情報提供や支援をする．

　図5-4のように，改善したい行動の優先度と実現可能性の両面から考慮し，まずは体重を減らすことを優先した行動目標を設定することにした．

　図5-4で示す優先度が低い項目は，エネルギー摂取量を減らす効果は低いと思われるが，脂質異常症の改善，血圧管理などにつながる食事療法としては必要な事項である．心筋梗塞予防にはいずれの目標も重要であるため，初期の段階から情報提供を繰り返し行う．摂取エネルギー量を減らして体重減少の目標が達成でき，本人の自信がつくであろう3ヵ月後に食塩摂取量や脂肪酸摂取比率の改善の指導を強化する計画にしたい．

❸ 教育計画を策定する際の留意点は何か
（期間，時間，回数，学習形態，場所，チーム）

　事例2の症例では，外来診察日に合わせて月1回のペースで栄養指導を行うことを計画する．長年の食習慣を変えることは困難であることが多いため，診察が続く限りは栄養指導を継続するよう促す．1回あたりの個人栄養指導の時間は限りもある．食事療法の必要性の理解が乏しい場合は，主治医や看護師から心筋梗塞の再発防止のために食事療法が必要であることを説明してもらうよう連携を図る．

a.期間・回数・頻度

　診療報酬の算定要件📎，医師の指示，対象者の治療における栄養療法の位置づけや緊急性，患者の理解状況および実行状況を加味して設定する．

　長期的に教育を継続する場合：糖尿病，腎臓病などの慢性疾患．食事栄養療法が治療の一環で長期的な食習慣の改善・維持が必要な場合．

　短期間の教育を計画する場合：出産前の血糖コントロール（妊娠糖尿病），高アンモニア血症のためのたんぱく質制限など医師の指示により食事療法の期間が限定される場合．短期間で治療効果を高める教育が求められる．

b.時　間

　医療機関で行う栄養指導は，診療報酬の算定要件に実施時間が規定されている📎．算定要件の時間を満たし，かつ1日あたりに担当できる人数を考慮して時間設定を決め，その範囲内で時間配分を考慮した指導内容にする．また，個々の理解状況や集中力を考慮する．

c.チーム医療，多職種連携

　医療機関では栄養サポートチーム nutrition support team（NST）に代表されるように管理栄養士が医療チームの一員になることが増えた．個人栄養指導を行う場合でも，多職種連携は教育効果を高める役割を果たす．たとえば，看護師に栄養指導前に疑問点をピックアップしてもらう，指導後には看護師の視点から理解状況を確認してもらう．また，医師には食事療法が治療のひとつであることを説明してもらうなど，管理栄養士以外からも食事療法の重要性について言及されることで，患者は食事療法が治療の一環であることを強く意識することができる．栄養指導を受ける前に食事療法の必要性を伝えられているかどうかで栄養指導を受ける患者の心構えが変わる可能性は高い．次のA（食事療法の必要性を知らずに栄養指導を受ける患者），B（食事療法の必要性を知っている患者）の違いを考えてみる．

> A：「先生には食事のことは何も言われていません．薬を飲んでいるのに食事療法なんて必要ですか？」

表5-12　教材の種類（事例2）

食事療法の理解を促すもの	● 心筋梗塞を予防するための食事療法 ● 糖尿病・脂質異常症・高血圧症それぞれの食事療法 ● コレステロールが多い食品一覧
具体的な献立例等の食事計画案 （診療報酬の算定要件）	● 1日あたり1,300kcalの献立例（脂質異常症あり，食塩6g制限）
食事内容・適正量の理解を促すもの	● 本，フードモデルなど
セルフモニタリングを促すもの	● 食事内容の記録用紙

> B：「先生にあと3kg痩せること，血糖値とコレステロール値も下げるようにと言われて，栄養指導で詳しい方法を聞いてくるように勧められました」

　栄養指導は医師の指示に基づく治療の一環であるため，血液検査データの改善目標（たとえば糖尿病のHbA1cの目標値）などは医師の治療方針に従う．栄養指導の状況は診療記録として残すが，必要に応じて医師に状況を報告し，食事療法に関する目標設定や指導方針について管理栄養士の立場から相談，提案をすることも必要である．

④ 汎用される既存の教材を紹介し，その教材で何をどこまで教育できるのか

　テキストやリーフレットなどの紙媒体は，手元に残り患者自身が再確認できる，あるいは直接指導を受けていない家族などが指導内容を知るものとして個人栄養指導では重要である．

　入院中の場合は病院食が効果的な栄養教育の媒体となり，実際に食事療法を体感できるが，外来通院中では病院食を体感できないため，資料にイラストや写真などを盛り込む，タブレット端末を利用し写真や動画を用いるなど，視覚的にわかりやすい教材を用いる．また，患者個々の食習慣に応じた具体的な献立例の提示をする．食事療法について記載するものは，治療ガイドラインの改定に伴い定期的に見直し，医師や施設の治療方針と合致させたものにする（表5-12）．

⑤ 計画を実施し，評価してより良いプログラムにするためにどのような仕組みが必要か

　複数の合併症がある患者には，指導内容を個別化した個人指導を繰り返すことが望ましい．繰り返し指導をしたとしても，長年培った食習慣を変えることは容易でなく，必ずしも良い方向だけに進むとも限らない．評価項目は体重や生化学検査データの推移，食事摂取量の評価が主となり，初期段階では行動の変化はみられずとも，治療に取り組む気持ちの変化を対話のなかから評価することはできる．対面だけでなく，電話での指導（情報通信機器を用いた場合，令和2年度診療報酬改定より対象📎）を組

> **📎 Memo**
> ▶ 情報通信機器を用いた外来栄養食事指導
> 令和2年度の診療報酬改定で情報通信機器を用いた場合の指導料算定が認められた．
> 外来栄養食事指導料1
> (1) 初回260点
> (2) 2回目以降
> ① 対面で行った場合200点
> ② 情報通信機器を用いた場合180点

み入れるなど，長期的に食事療法を実践できるようなフォロー体制をつくる．同様の疾患をもつ患者との関わりがあることで動機づけが強化できる可能性もあるため，**集団指導**(一斉学習)や**患者会**があれば活用する．

❻ 残されている課題は何か

　事例2では，心筋梗塞の背景にある糖尿病，脂質異常症の食事療法の知識が不足していたことから，退院後に実際にその食事療法を実行するには至らなかったと考えられる．また，糖尿病，脂質異常症の指摘を長年放置していた経緯から，自分にはできないとの考えが強いかもしれない．患者自身が家族の食事管理も行っている場合は，自分の治療のためだけに家族の食生活を変えることには抵抗が大きいかもしれない．患者が家族のなかでどのような役割を担っているかが食事療法の実行に大きく影響することもあり，キーパーソンとなる家族には診察や栄養指導に同席してもらうよう促す．その際は，本人と同様に家族にも食事療法の知識を教育し，一緒に問題点の抽出をしたり行動目標の設定の助言をもらうなど家族を巻き込んだ栄養教育が望ましい．疾患や食事療法の知識，治療の効果を実感し，自らが納得して食事療法に取り組める**成功体験**が必要である．

あとがき

　さて，本書を読み終えて，第1章の子ども（事例1）と患者（事例2）について，どのように栄養教育を展開するのかイメージできたでしょうか．管理栄養士は人体の構造と機能について学び，正常な発育・発達と健康の維持，さらに病気の成り立ちと治療法について理解したうえで，異常を予防するための栄養教育を展開して，人々の人生の質・生活の質を守ることに貢献します．教育対象となる人々の背景と解決すべき課題は多様であるため，多くの領域の異なる専門家と協働していくなかで，管理栄養士は，食と栄養に関する専門家としての自覚をもち，責任を果たしていきましょう．

　これまでに栄養教育を行ってきた管理栄養士の方々は，現状の教育の在り方を振り返り，改善に向けた課題が明らかになったでしょうか．行動科学を正しくとらえていたでしょうか．カウンセリングについて誤解はなかったでしょうか．これまでの計画を本書に従って立案し直してみましょう．改めて，トレーニングをしましょう．そして栄養教育計画を実施したら，必ず結果を分析して成果を確認していきましょう．実施した栄養教育は，組織内での検討はもとより，学会などで発表し論文化することで，客観的な評価を得ることができます．それによって，類似の課題を抱える多くの栄養教育の現場で情報を共有することができ，さらなる改善につなげることができます．成果を阻んでいた障害を明確にし，改善に必要な資源を獲得しましょう．

　最後に，本書が管理栄養士としての資質の向上と，栄養教育環境の改善と進化につながることを期待しています．

2021年3月

編集者を代表して　丸山千寿子

巻末資料　年表（社会情勢，国内の栄養教育関連事項，行動科学・社会科学・心理学に関する事項）

社会情勢		国内の栄養教育関連事項		行動科学・社会科学・心理学に関する事項	
1869	東京遷都	1869	薩摩藩医学校附属病院にて病院食を提供		
		1872	群馬県富岡製糸場開業に伴い給食開始		
1877	西南戦争				
		1883	早田清記が「日本飲食品分析表」を出版		
		1884	高木兼寛が海軍練習艦「筑波」にて兵食で脚気予防栄養試験に成功		
1889	大日本帝国憲法発布	1889	山形県鶴岡町私立忠愛小学校で貧困児童に給食開始	1900	Freudが「夢判断」を出版
1894	日清戦争			1904	Pavlovがノーベル生理学・医学賞を受賞
1914 ～1918	第一次世界大戦	1914	佐伯矩が私立栄養研究所を開設	1913	Watsonが行動主義心理学を提唱
1917	ロシア革命				
1918	米騒動，シベリア出兵				
1920	国際連盟成立，日本も加入	1920	国立栄養研究所設立		
1923	関東大震災	1924	佐伯矩が私立栄養学校設立		
1925	普通選挙法成立	1926	私立栄養学校第1回卒業生（栄養技手）の誕生 慶應義塾大学医学部食養研究所設立		
1929	世界恐慌	1929	内務大臣「国民栄養の改善に関する件」の指示により，栄養士が地方庁へ配置		
1930	昭和恐慌				
1931	満州事変	1931	佐伯矩が「新撰日本食品成分總攬」を出版		
1933	国際連盟脱退	1933	群馬県農村の栄養改善事例を国際連盟保健委員会にて報告		
		1936	凶作下の東北6県衛生課に栄養士を配置		
		1937	「保健所法」公布（栄養改善に関する指導が保健所任務に含まれる）		
1939 ～1945	第二次世界大戦	1938	厚生省新設	1938	Skinnerがオペラント条件づけに関する著書を出版
		1940	「国民体力法」公布，体力向上のための栄養保健指導を強化		
		1942	「食糧管理法」制定，妊産婦手帳制度開始	1942	Rogersが著書で非指示的カウンセリングを提案
1945	国際連合成立	1945	「栄養士規則」「私立栄養士養成所指定規則」制定 GHQによる東京都民の栄養調査実施		
1946	日本国憲法発布	1946	第1回国民栄養調査実施	1946	Millerらが行動科学を用語化
		1947	「栄養士法」「食品衛生法」制定		
1948	世界保健機関（WHO）設立	1948	「医療法」公布		
1949	中華人民共和国成立	1949	国民食糧および栄養対策審議会「日本人の年齢別，性別，労作別栄養摂取量基準」発表 ユニセフによる贈与物資で学校給食実施		
1950 ～1953	朝鮮戦争	1950	病院での「完全給食制度」実施 国民食糧および栄養対策審議会「日本食品標準成分表」発表，食品数538		
1953	ユネスコ加入 日本初テレビ放送開始	1952	「栄養改善法」公布により保健所に栄養指導員が配置される		
		1954	「学校給食法」の公布 「改訂日本食品標準成分表」発表，食品数695 総理府「日本人の栄養基準量」発表	1954	Barnesがソーシャルネットワークの概念を提唱
1956	国際連合加盟	1956	栄養指導車「キッチンカー」による巡回栄養指導開始	1956	Selyeが「The Stress of Life」を出版
		1958	厚生省「六つの基礎食品」について普及通達 「学校保健法」「調理師法」「国民健康保険法」公布 病院における基準給食制度開始 インスタントラーメン発売		
1959	メートル法実施				
1960	経済協力開発機構（OECD）設立				
		1962	管理栄養士制度の創設	1962	Rogersがイノベーション普及理論を提唱
1964	東京オリンピック開催	1963	科学技術庁「三訂日本食品標準成分表」発表，食品数878		
1965 ～1975	米国，ベトナム北爆し介入開始	1965	「母子保健法」公布 日本糖尿病学会「糖尿病治療のための食品交換表」刊行	1966	Rosenstockらがヘルスビリーフモデルを提唱
1967	第三次中東戦争		レトルトカレー発売		
		1969	厚生省「日本人の栄養所要量」策定 浅野誠一，吉利和監修「腎臓病食品交換表」刊行		
		1970	ファストフード店，ファミリーレストラン出店		
1972	沖縄返還	1971	カップ麺発売	1971	Banduraが社会学習理論を提唱
1973	第四次中東戦争・石油危機	1974	コンビニエンスストア開店	1974	Greenがプリシード・プロシードモデルに関する論文を発表
		1975	厚生省「第1次改定日本人の栄養所要量」策定	1975	Fishbein & Ajzenがtheory of reasoned actionに関する著書を出版

170

社会情勢		国内の栄養教育関連事項		行動科学・社会科学・心理学に関する事項	
1977	領海法と漁業水域暫定措置法（海洋2法）成立	1978	厚生省「第1次国民健康づくり対策」	1976	Beck が「認知療法」を出版
1979	第二次石油危機	1979	厚生省「第2次改定日本人の栄養所要量」策定	1981	Rappaport がエンパワメントの概念を提唱
1980〜1988	イラン・イラク戦争	1982	「老人保健法」公布 科学技術庁「四訂日本食品標準成分表」発表，食品数1,621	1983	Prochaska が禁煙の変容ステージに関する論文を発表
		1984	厚生省「第3次改定日本人の栄養所要量」策定	1984	Lazarus がトランスアクショナル・モデルの集大成となる著書を出版
1985	男女雇用機会均等法成立	1985	厚生省「健康づくりのための食生活指針」策定		
		1986	加工食品の栄養成分表示制度（JSD）開始	1986	オタワ憲章採択 Bandure が社会学習理論を発展させた社会的認知理論を提唱
		1988	厚生省「第2次国民健康づくり運動（アクティブ80ヘルスプラン）」策定		
		1989	厚生省「第4次改定日本人の栄養所要量」策定 高齢者保健福祉推進十か年戦略（ゴールドプラン）実施（〜1999年度）		
1990	東西ドイツ統一	1990	厚生省「健康づくりのための食生活指針（対象特性別）」発表 厚生省「外食料理成分表示ガイドライン」発表		
1991	湾岸戦争 ソビエト連邦解体 バブル経済崩壊			1991	Miller & Rollnick が「動機づけ面接」を出版
1993	欧州連合（EU）発足	1994	厚生省「第5次改定日本人の栄養所要量」策定 「入院時食事療養制度」創設 「今後の子育て支援のための施策の基本的方向について」（エンゼルプラン）の策定 「地域保健法」制定	1993	Putnam が 著書「哲学する民主主義」にてソーシャルキャピタルを定義
1995	阪神・淡路大震災				
1996	スマートフォン発売	1996	公衆衛生審議会「生活習慣病」の概念を導入 「栄養表示基準」告示		
		1997	「介護保険法」制定		
		1999	厚生省「第6次改定日本人の栄養所要量—食事摂取基準—」策定		
2000	沖縄26ショック（都道府県別平均寿命で沖縄県男性が1995年の4位から26位に急落）	2000	文部科学省科学技術・学術審議会資源調査分科会「五訂日本食品標準成分表」発表，食品数1,882 厚生省「第3次国民健康づくり対策」（21世紀における国民健康づくり運動「健康日本21」）開始 「ゴールドプラン21」実施（〜2004年度） 「介護保険制度」発足 厚生労働省・農林水産省・文部科学省「食生活指針」発表		
2001	米国同時多発テロ事件	2002	「健康増進法」制定	2002	Kahneman がノーベル経済学賞を受賞
2003	イラク戦争	2003	厚生労働省「栄養表示基準」告示		
		2004	厚生労働省「日本人の食事摂取基準（2005年版）」策定		
		2005	「五訂増補日本食品標準成分表」発表，食品数1,878 厚生労働省・農林水産省「食事バランスガイド」策定 「食育基本法」制定，「栄養教諭制度」創設	2005	バンコク憲章採択
		2007	厚生労働省「授乳・離乳の支援ガイド」策定 文部科学省「食に関する指導の手引」発表		
2008	リーマン・ショックによる景気後退	2008	特定健康診査・保健指導制度開始 厚生労働省「食物アレルギーの栄養指導の手引き」発表		
		2009	厚生労働省「日本人の食事摂取基準（2010年版）」策定 「高齢者の医療の確保に関する法律」（旧老人保健法）改定 「学校給食法」改正		
2010	アラブの春（中東における民主化運動）	2010	「日本食品標準成分表2010」発表，食品数1,878 文部科学省「食に関する指導の手引—第一次改訂版—」発表 農林水産省「第2次食育推進基本計画」発表		
2011	東日本大震災	2013	食品表示法（平成25年法律第70号）創設 厚生労働省「第4次国民健康づくり対策」「健康日本21（第二次）」開始（〜2022年） 厚生労働省「健康づくりのための身体活動基準2013」発表		
		2014	厚生労働省「日本人の食事摂取基準（2015年版）」策定		
2015	国連サミットで持続可能な開発目標（SDGs）採択	2015	「日本食品標準成分表2015年版（七訂）」発表，食品数2,191		
2016	熊本地震	2016	農林水産省「第3次食育推進基本計画」発表		
2018	北海道胆振東部地震	2019	厚生労働省「日本人の食事摂取基準（2020年版）」策定 文部科学省「食に関する指導の手引—第二次改訂版—」発表 「食品ロスの削減の推進に関する法律」（略称 食品ロス削減推進法）施行		
2020	COVID-19感染症パンデミック	2020	「日本食品標準成分表2020年版（八訂）」発表，食品数2,478		

参考文献

第1章

1) 厚生労働省：食生活改善指導担当者研修「食生活改善指導担当者テキスト」IV．健康教育，2008，134-181 (https://www.mhlw.go.jp/bunya/shakaihosho/iryouseido01/pdf/info03k-05.pdf [2020年11月閲覧])

2) World Health Organization (WHO)：The Ottawa Charter for Health Promotion, 1986 (https://www.who.int/healthpromotion/conferences/previous/ottawa/en/ [2020年11月閲覧])

第2章

1) 畑　栄一，土井由利子：行動科学，改訂第2版，南江堂，2009，4

2) 足達淑子：食行動の改善．ライフスタイル療法I 第4版，医歯薬出版，2014，32

3) 足達淑子：食の行動療法の基礎知識．臨床栄養別冊，栄養指導のための行動療法入門，医歯薬出版，1998，113

4) Rosenstock IM, Strecher VJ, Becker MH：Social learning theory and the Health Belief Model. Health Educ Q 1988, 15：175-183

5) Prochaska JO, Prochaska JM：Changing to thrive：Using the stages of change to overcome the top threats to your health and happiness, Hazelden Publishing, 2016, 84

6) Ajzen I：The theory of planned behavior. Organ Behav Hum Decis Process 1991, 50：179-211

7) Glanz K, Rimer BK, Viswanath K：Health Behavior, theory, research, and practice, 5th ed, Jossey-Bass, 2015, 228

8) 公益社団法人全日本断酒連盟ウェブサイト (https://www.dansyu-renmei.or.jp/ [2020年11月閲覧])

9) アルコホーリクス・アノニマス日本ウェブサイト (https://www.najapan.org/ [2020年11月閲覧])

10) ナルコティクス アノニマス日本ウェブサイト (https://najapan.org/about-na [2020年11月閲覧])

11) 内閣府：平成14年度 ソーシャル・キャピタル：豊かな人間関係と市民活動の好循環を求めて (https://www.npo-homepage.go.jp/toukei/2009izen-chousa/2009izen-sonota/2002social-capital [2020年11月閲覧])

12) 厚生労働省：健康日本21 (第二次) の普及啓発用資料 (参考資料スライド集) (https://www.mhlw.go.jp/stf/seisakunitsuite/bunya/kenkou_iryou/kenkou/kenkounippon21.html [2020年11月閲覧])

13) E. M. ロジャース：イノベーション普及学入門—コミュニケーション学，社会心理学，文化人類学，教育，宇野善康 (監訳)，産業能率大学出版部，1981，241-256

14) 松本千明：保健スタッフのためのソーシャル・マーケティングの基礎，医歯薬出版，2004，1-26

15) 福田　洋，江口泰正：ヘルスリテラシー—健康教育の新しいキーワード，大修館書店，2016，4-13

16) 一般社団法人日本健康教育学会：健康行動理論による研究と実践，医学書院，2019，154

17) リチャード・セイラー，キャス・サンスティーン：実践行動経済学—健康，富，幸福への聡明な選択，遠藤真美 (訳，日経BP社，2009, 10-68

18) The Behavioural Insights Team：EAST：Four simple ways to apply behavioural insights, 2014 (https://www.bi.team/wp-content/uploads/2015/07/BIT-Publication-EAST_FA_WEB.pdf [2020年11月閲覧])

19) ダニエル・カーネマン：ファスト＆スロー—あなたの意思はどのように決まるか？ (上)，村井章子 (訳)，早川書房，2014，39-59，144-161

第3章

1) Isobel R, Contento：これからの栄養教育論—研究・理論・実践の環—，足立己幸，衞藤久美，佐藤都喜子 (監訳)，第一出版，2015

2) Green LW, Kreuter MW：Health program planning：An educational and ecological approach, 4th ed, McGraw-Hill, 2004 (ローレンス W. グリーン，マーシャル W. クロイター：実践ヘルスプロモーション—PRECEDE-PROCEED モデルによる企画と評価—，神馬征峰 (訳)，医学書院，2005)

3) 米国立がん研究所 (編)：ヘルスコミュニケーション実践ガイド，中山健夫 (監修)，高橋吾郎，杉森裕樹，別府文隆 (監訳)，日本評論社，2008

4) 永井成美，赤松利恵 (編)：栄養教育論 (Visual栄養学テキスト)，津田謹輔，伏木　亨，本田佳子 (監修)，中山書店，2020

5) 森山美知子 (編著)：新しい慢性疾患ケアモデル，中央法規．2007

6) 公益社団法人日本栄養士会 (監訳)：国際標準化のための栄養ケアプロセス用語マニュアル，第一版，2015

7) 日本健康心理学会 (編)：健康心理学事典，丸善出版，2019，182-183

8) Evaluation Research Team, Atlanta, GA：Centers for disease control and prevention：Writing SMART objectives, 2009 (http://www.cdc.gov/healthyyouth/evaluation/pdf/brief3b.pdf [2020年10月閲覧])

9) 足達淑子：ライフスタイル療法—生活習慣改善のための行動療法—，医歯薬出版，2001

10) 文部科学省：食に関する指導の手引—第二次改訂版—(平成31年3月) (https://www.mext.go.jp/a_menu/sports/syokuiku/__icsFiles/afieldfile/2019/04/19/1293002_13_1.pdf [2020年10月閲覧])

11) 厚生労働省健康局：標準的な健診・保健指導プログラム (平成30年度版) (https://www.mhlw.go.jp/content/10900000/000496784.pdf [2020年10月閲覧])

12) 厚生労働省保険局医療介護連携政策課：特定健康診査・特定保健指導の円滑な実施に向けた手引き (第3.1版)，2020年3月 (https://www.mhlw.go.jp/content/12400000/000616991.pdf [2020.10月閲覧])

13) 診療報酬の算定方法の一部を改正する件 (告示) (令和2年厚生労働省告示第57号)

14) 診療報酬の算定方法の一部改正に伴う実施上の留意事項について (通知) (令和2年3月5日保医発0305第1号)

15) 特掲診療料の施設基準等及びその届出に関する手続きの取扱いについて (通知) (令和2年3月5日保医発0305第3号)

16) 特掲診療料の施設基準等の一部を改正する件 (告示) (令和2年厚生労働省告示第59号)

17) 入院時食事療養費に係る食事療養及び入院時生活療養費に係る生活療養の実施上の留意事項について (通知) (令和2年3月5日保医発0305第14号)

18) 厚生労働省：国民健康・栄養調査 (https://www.mhlw.go.jp/bunya/kenkou/kenkou_eiyou_chousa.html [2020年10月閲覧])

19) 独立行政法人国立健康・栄養研究所：国民栄養の現状 (https://www.nibiohn.go.jp/eiken/chosa/kokumin_eiyou/ [2020年10月閲覧])

20) 伊藤貞嘉, 佐々木敏(監修)：日本人の食事摂取基準(2020年版), 第一出版, 2020
21) 食事摂取基準の実践・運用を考える会(編)：日本人の食事摂取基準(2020年版)の実践・運用, 第一出版, 2020
22) 小島原典子, 中山健夫, 森實敏夫ほか(編)：Minds診療ガイドライン作成マニュアル2017, 公益財団法人日本医療機能評価機構, 2017 (https://minds.jcqhc.or.jp/s/guidance_2017_0_h〔2020年10月閲覧〕)
23) 日本糖尿病学会(編著)：糖尿病診療ガイドライン2019, 南江堂, 2019
24) 香川明夫(監修)：七訂 食品成分表2020, 女子栄養大学出版部, 2020.
25) 文部科学省：食品成分データベース(https://fooddb.mext.go.jp〔2020年10月閲覧〕)
26) 消費者庁：早わかり食品表示ガイド(https://www.caa.go.jp/policies/policy/food_labeling/information/pamphlets/〔2020年10月閲覧〕)
27) 丸山千寿子, 足達淑子, 武見ゆかり(編)：栄養教育論, 改訂第4版, 国立研究開発法人医薬基盤・健康・栄養研究所(監修), 南江堂, 2016
28) 厚生労働省：健康づくりのための身体活動基準2013 (https://www.mhlw.go.jp/stf/houdou/2r9852000002xple.html〔2020年10月閲覧〕)
29) 春木 敏, 長島万弓, 坂本達昭(編)：エッセンシャル栄養教育論, 第4版, 医歯薬出版, 2020
30) 武見ゆかり, 吉池信男(編)：「食事バランスガイド」を活用した栄養教育・食育実践マニュアル, 第3版, 公益社団法人日本栄養士会(監修), 第一出版, 2018
31) 農林水産省：「食事バランスガイド」教材(https://www.maff.go.jp/j/balance_guide/b_sizai/kaisetusyo.html〔2020年10月閲覧〕)
32) 日本糖尿病学会(編著)：糖尿病食事療法のための食品交換表第7版, 文光堂, 2013
33) 中尾俊之, 小沢 尚, 酒井 謙(編著)：腎臓病食品交換表第9版, 医歯薬出版, 2016
34) 松井貞子：学習形態選択と組み合わせ. 丸山千寿子, 足達淑子, 武見ゆかり(編)：栄養教育論, 改訂第4版, 国立研究開発法人医薬基盤・健康・栄養研究所(監修), 南江堂, 2016, 133-144
35) B.学習(指導・教育)形態. 大野知子, 辻 とみ子(編著)：ヘルス21栄養教育・栄養指導論, 第6版, 医歯薬出版, 2014, 97-100
36) B.マジュンダ, 竹尾惠子：PBLのすすめ―「教えられる学習」から「自ら解決する学習」へ, 学研メディカル秀潤社, 2004, 25-42
37) 日本教材学会：日本教材学会設立20周年記念論文集「教材学」現状と展望 上巻, 協同出版, 2008
38) 尾島昭次：教育媒体(総論). 医教育1984, 15：180-187
39) 文化庁著作権課：著作権テキスト〜初めて学ぶ人のために〜(2019年度)(https://www.bunka.go.jp/seisaku/chosakuken/seidokaisetsu/pdf/r1392388_01.pdf〔2020年10月閲覧〕)
40) 文部科学省：小学生用食育教材「たのしい食事つながる食育」(平成28年2月)(https://www.mext.go.jp/a_menu/shotou/eiyou/syokuseikatsu.htm〔2020年10月閲覧〕)
41) 文部科学省：食生活学習教材(中学生用)(平成21年3月)(https://www.mext.go.jp/a_menu/shotou/eiyou/1288146.htm〔2020年10月閲覧〕)
42) 消費者庁：【消費者の方向け】栄養成分表示の活用について 普及啓発資料(https://www.caa.go.jp/policies/policy/food_labeling/health_promotion/consumers/〔2020年10月閲覧〕)
43) Fertman CI, Allensworth DD, Society for Public Health Education：Health promotion programs：from theory to practice, John Wiley & Sons, Incorporated, 2016
44) 日本栄養改善学会(監修)：初めての栄養学研究論文―人には聞けない要点とコツ, 第一出版, 2012

第4章

1) Henry SG, Fuhrel-Forbis A, Rogers MAM, et al：Association between nonverbal communication during clinical interactions and outcomes：a systematic review and meta-analysis. Patient Educ Couns 2012, 86：297-315
2) 足達淑子：ライフスタイル療法II 肥満の行動療法(第2版), 医歯薬出版, 2012
3) 足達淑子：行動変容のための面接レッスン―行動カウンセリングの実践. 医歯薬出版, 2008
4) Miller, WR, Rollnick S：Motivational interviewing：Helping people change (Applications of motivational interviewing), 3rd ed, Guilford Press, 2012 (ウイリアム・R・ミラー, ステファン・ロルニック：動機づけ面接 上・下, 第3版, 原井宏明(監訳), 原井宏明, 岡嶋美代, 山田英治ほか(訳), 星和書店, 2019)
5) 福原眞知子(監修)：マイクロカウンセリング技法―事例場面から学ぶ. 風間書房, 2007
6) 巣黒慎太郎：働きながら療養する糖尿病患者に対する認知行動療法的アプローチ, 糖尿病ケア, メディカ出版, 2016, 13：76-80
7) 巣黒慎太郎：生活習慣病へのアプローチ. 下山晴彦, 伊藤絵美, 黒田美保ほか(編)公認心理師技法ガイド―臨床の場で役立つ実践のすべて, 文光堂, 2019, 625-631
8) 竹田伸也：認知行動療法による対人援助スキルアップ・マニュアル, 遠見書房, 2010

第5章

1) 厚生労働省：健やか親子21 http://sukoyaka21.jp/about〔2021年2月閲覧〕
2) 厚生労働省：乳幼児栄養調査(2015年) https://www.mhlw.go.jp/stf/seisakunitsuite/bunya/0000134208.html〔2021年2月閲覧〕
3) 厚生労働省：妊産婦のための食事バランスガイド https://www.mhlw.go.jp/houdou/2006/02/dl/h0201-3b02.pdf〔2021年2月閲覧〕
4) 厚生労働省：妊産婦のための食生活指針 https://www.mhlw.go.jp/houdou/2006/02/h0201-3a.html〔2021年2月閲覧〕
5) 厚生労働省：授乳・離乳の支援ガイド(2019年) https://www.mhlw.go.jp/content/11908000/000496257.pdf〔2021年2月閲覧〕
6) 厚生労働省：保育所保育指針(2018年) https://www.mhlw.go.jp/file/06-Seisakujouhou-11900000-Koyoukintoujidoukateikyoku/0000160000.pdf〔2021年2月閲覧〕
7) 厚生労働省：楽しく食べる子どもに〜保育所における食育に関する指針〜(2004年) https://www.mhlw.go.jp/shingi/2007/06/dl/s0604-2k.pdf〔2021年2月閲覧〕
8) 内閣府, 文部科学省, 厚生労働省：幼保連携型認定こども園教育・保育要領(平成30年4月) https://www8.cao.go.jp/shoushi/kodomoen/kokuji.html〔2021年2月閲覧〕
9) 文部科学省：幼稚園教育要領(平成20年3月) https://www.mext.go.jp/a_menu/shotou/new-cs/youryou/you/index.htm〔2021年2月閲覧〕
10) 厚生労働省：日本人の食事摂取基準(2020年) https://www.mhlw.go.jp/content/10904750/000586553.pdf〔2021年2月閲覧〕
11) 東京都：幼児向け食事バランスガイド(2006年) https://www.fukushihoken.metro.tokyo.lg.jp/kensui/ei_syo/youzi.files/teisei_

youzimukeshokujiposuta.pdf［2021年2月閲覧］

12）厚生労働省：保育所における食事の提供ガイドライン（2012年）https://www.mhlw.go.jp/bunya/kodomo/pdf/shokujiguide.pdf ［2021年2月閲覧］

13）厚生労働省：保育所におけるアレルギー対応ガイドライン（2019年）https://www.mhlw.go.jp/content/000511242.pdf［2021年2月閲覧］

14）文部科学省：小学生用食育教材「たのしい食事つながる食育」（平成28年2月）https://www.mext.go.jp/a_menu/shotou/eiyou/syokuseikatsu.htm［2021年2月閲覧］

15）文部科学省：食生活学習教材（中学生用）（平成21年3月）https://www.mext.go.jp/a_menu/shotou/eiyou/1288146.htm［2021年2月閲覧］

16）農林水産省：「食事バランスガイド」についてhttps://www.maff.go.jp/j/balance_guide/［2021年2月閲覧］

17）厚生労働省：標準的な健診・保健指導プログラム（平成30年度版）https://www.mhlw.go.jp/stf/seisakunitsuite/bunya/0000194155.html［2021年2月閲覧］

18）法務省：令和元年末現在における在留外国人数についてhttp://www.moj.go.jp/isa/publications/press/nyuukokukanri04_00003.html［2021年2月閲覧］

19）日本政府観光局：日本の観光統計データhttps://statistics.jnto.go.jp/graph/#graph--inbound--travelers--transition［2021年2月閲覧］

20）国土交通省：多様な食文化・食習慣を有する外国人客への対応マニュアル https://www.mlit.go.jp/common/000059429.pdf［2021年2月閲覧］

21）日本肥満学会（編）：肥満症診療ガイドライン2016．ライフサイエンス出版，2016

22）厚生労働省：平成28年生活のしづらさなどに関する調査（全国在宅障害児・者等実態調査）https://www.mhlw.go.jp/toukei/list/seikatsu_chousa_h28.html［2021年2月閲覧］

23）Anderson RJ, Freedland KE, Clouse RE, et al：The prevalence of comorbid depression in adults with diabetes．Diabetes Care 2001, 24：1069-1078

24）日本糖尿病療養指導士認定機構（編著）：糖尿病療養指導ガイドブック2020．メディカルレビュー社，2020

25）日本糖尿病学会（編）：糖尿病診療ガイドライン2019．南江堂，2019

26）日本動脈硬化学会（編）：動脈硬化性疾患予防ガイドライン2017年版．2017

27）日本高血圧学会高血圧治療ガイドライン作成委員会（編）：高血圧治療ガイドライン2019．ライフサイエンス出版，2019

索　引

た

な

検印省略

学生・管理栄養士のための

栄養教育論

定価（本体 2,400円＋税）

2021年4月3日　　第1版　第1刷発行

編集者　丸山　千寿子・赤松　利恵・中村　菜々子
発行者　浅井　麻紀
発行所　株式会社 文光堂
　　　　〒113-0033　東京都文京区本郷7-2-7
　　　　TEL　(03)3813 – 5478 (営業)
　　　　　　　(03)3813 – 5411 (編集)

© 丸山千寿子・赤松利恵・中村菜々子, 2021　　　　印刷・製本：シナノ印刷

ISBN978-4-8306-6065-8　　　　　　　　　　Printed in Japan